내 몸
아프지 않는
기적의
건강법

얼마나 오래 사는가의 문제를 넘어
얼마나 건강하고 즐겁게 노후를 보낼 것인가

# 내 몸
# 아프지 않는
# 기적의
# 건강법

의학박사 김명호 편저

우리가 태어나서 죽을 때까지 한 번도 아프지 않고 건강하다면 그보다 좋은 일은 없겠지만 우리의 몸은 그렇게 튼튼하지 않다.

누구나 한 번은 아플 수 있고, 때로는 큰 통증으로 고통을 겪기도 한다. 하지만 통증은 건강한 생활을 영위하기 위한 선물이라

고 생각하는 마음가짐이 우리에게는 무엇보다 중요하다. 병은 몸이 스스로를 치유하는 방식이며, 통증을 통해 몸이 어떤 병균

과 싸우고 있거나 어딘가에 이상이 있음을 알리는 신호이기 때문이다. 하지만 우리는 통증의 원인 제거는 생각하지 않고, 통증

을 없애야 한다는 강박관념에 사로잡혀 약을 복용한다. 약, 많아도 문제 약과 주사는 통증의 원인을 제거하지

기 때문에 더 강한 약을 찾게 되는 악순환이 반복돼 큰 문제를 초래하기도 한다. 신체 어딘가에 문제가 있고 진심으로

그것을 치유하고 싶다면 우리의 평소 생활을 되짚어보고 변화를 시도해야 한다. 이때 중요한 것은 정말로 좋아지고 싶다는

신념과 믿음, 즉 자기암시이다. 이러한 마음이 있어야만 먹는 것, 자세, 생활 습관 등을 고치면서 정면으로 병과 맞설 수 있다.

대활자본

산수야

# 내 몸 아프지 않는 기적의 건강법

3쇄 발행    2019년  9월  10일

지은이     김명호
발행인     권윤삼
발행처     도서출판 산수야

등록번호   제1-1515호
주소       서울시 마포구 월드컵로 165-4
전화       02-332-9655
팩스       02-335-0674

ISBN  978-89-8097-363-7   03510

# 차례

# Chapter 3 ✻ 최신의학이 밝힌
## 건강상식의 참과 거짓_72

의 모발보호법으로는 대머리가 되는 것이 당연하다 | 콘돔
을 사용하면 유방암이 생긴다 | 자궁암의 원인은 남편의 포
경에도 문제가 있다 | 치조농루를 막는다는 거짓 | 코털 하
나도 죽음의 원인이 된다 | 해장술의 위험성을 알고 있는
가 | 다이어트를 하면 오래 산다는 것은 맞지 않는 속설이
다 | 약간 살이 찐 사람이 장수한다 | 이렇게 몸에 좋은 낮잠
을 왜 아무도 말하지 않는가? | 단식건강법은 당장 그만두어
야 한다 | 소맥색의 피부는 실은 건강치 못하다 | 탐폰
(Tampon)에 의한 쇼크사

# Chapter 4 ✱ 즐겁고 편안하게 사는 방법
## _157

피곤을 그날그날 해소하는 취침 전의 방법 | 스트레스를 바
로 해소하는 방법 | 상식 밖으로 벗어나는 것이 바로 유쾌해
지는 신생활법 | 싫은 것은 피해 버리는 적극적 현상의 도
피술 | 혼자만의 즐거움을 가지도록 하는 기분 전환법 | 5초
만에 원기를 회복하는 사람들의 비밀 쾌락법 | 미지의 자신
을 끌어내는 양가성(兩價性) 활용법 | 편안하게 즐기지 못하
면 손해임을 자신에게 말하는 방법 | 뇌세포가 즐거워하는
스트레스 역이용법

# 프롤로그

마음이 우리의 몸을 조절한다. 이는 우리가 이미 알고 있는 사실이지만 늘 간과하면서 살아가고 있다. 우리는 삶의 질이 중요한 화두로 자리 잡고 있는 시대를 살고 있다. 모든 것이 풍족한 세상이고 기대수명 역시 100세를 넘기고 있기 때문에 더욱더 인간다운 삶, 삶의 질을 논하게 된 것이다.

현재 우리는 고도의 경제성장과 눈부신 과학기술로 과거에 비해 생활이 편리해졌고, 풍요롭고 질 높은 생활을 영위하게 되었다. 그러나 아무리 과학이 발달하고 최첨단 의료기기와 치료약이 쏟아지고 있지만 아직도 건강에 장애가 되는 질병은 예방과 치유를 다 하지 못하는 것들이 많다. 여기에다 산업사회

의 발전에서 오는 환경공해, 산업재해, 교통사고의
증가, 식생활의 변화를 비롯한 잘못된 생활습관 등으
로 건강 위험요인은 날로 증가하는 추세에 있다.

병이 덮치면 우리는 원인을 찾아서 치료하기보다는
재수가 없거나 운명이라고 생각한다. 하지만 병은 우
리가 자연의 법칙과 조화를 이루지 못하고 살아온 결
과일 뿐이다.

신선한 공기보다는 기계가 만들어내는 공기에 의존
하고 있는 환경, 몸을 움츠린 채 들여다보는 스마트기
기 등으로 자연의 법칙을 거스른 생활들을 하고 있기
때문에 이러한 환경과 생활습관을 고치면 통증뿐만 아
니라 통증의 원인인 질병을 치유할 수 있고, 보다 쾌적
한 질 높은 건강상태를 되찾을 수 있다.

조금 부족한 듯 먹고 마시며, 호탕하게 웃을 수 있
는 일을 찾고, 여기에 적당한 휴식과 운동, 그리고 무
엇보다 나와 타인을 사랑하는 마음과 잘될 거라는 신
념이 더해진다면 어제보다 더 활기찬 삶, 오늘보다
더 풍요로운 내일이 될 것이다.

이 책에는 의사, 변호사, PD, 연예인, 아이돌, 기업
의 오너, 영업책임자, 주부, 샐러리맨, 편집자, 디자

이너 등 다양한 직업을 가진 사람들의 다양한 사례가 수록되어 있기 때문에 그 속에서 나의 건강상태와 나아가 나를 둘러싸고 있는 주위 사람들의 건강도 관심을 가지고 관찰할 수가 있다.

매일매일 피곤한 현대인들의 피로원인이 무엇인지, 최신의학이 밝힌 건강상식의 참과 거짓에는 무엇이 있는지, 나아가 건강하고 즐겁고 편안하게 사는 방법은 어떤 것인지 재미있는 예화를 들어 설명하고 있기 때문에 행복한 건강생활을 추구하는 독자에게는 큰 도움이 될 것이다.

특히 이 책은 피곤을 그날그날 해소하는 취침 전의 방법, 스트레스를 바로 해소하는 방법, 혼자만의 즐거움을 가지도록 하는 기분 전환법, 5초만에 원기를 회복하는 비밀 쾌락법 등이 재미있는 사례를 통하여 실질적으로 구성되어 있다. 따라서 질병이나 사고예방은 물론 건강증진, 더 나아가서 건강한 장수에 이르기까지 많은 도움을 줄 것이라고 확신한다. 다시 한 번 마음이 우리의 몸을 조절한다는 진리를 독자 여러분에게 당부하고 싶다.

의학박사 김명호

## Chapter 1

# 사는 것만으로도
# 힘이 든다

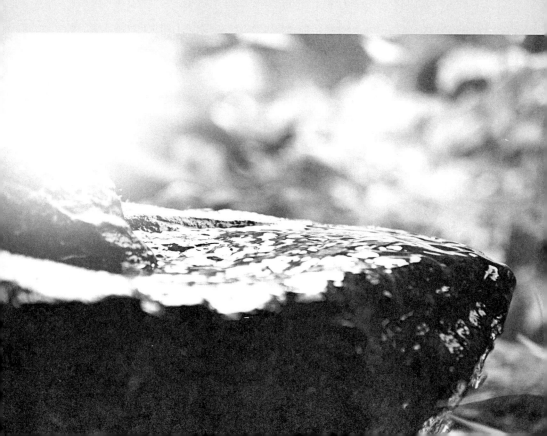

# 사는 것만으로도 힘이 든다
### – 신경 쓰기에 따라서 변하는 체질

**지주막하출혈로 사망한 사람**

그는 1979년에 결혼해 행복한 가정을 이루었으며 은혼식도 지냈다. 아내에게는 좋은 남편이었고 자녀에게도 좋은 아버지였다. 그의 부인은 이렇게 말하고 있다.

"그이는 너무나 신경을 많이 쓰며 일을 했기 때문에 제가 조금 쉬라고 얘기할 정도였습니다. 외로움을 무척 많이 타서 늦은 밤이라도 방문하는 친구가 있으면 반가이 맞이했고, 그가 돌아가면 곧 외톨이가 된 것처럼 실의에 빠졌답니다. 딸이 결혼 이야기를 약간 비쳤을 때도 아주 적극적이었어요. 딸을 위해 근처에 있는 아파트를 보러 갔을 정도니까요. 걱정거리라면 건강이 조금 문제였을 정도입니다.

'금혼식까지는 아직도 23년이나 남았는데…… 그때까지 함께 하자고 약속했었는데……'

자신은 바빠서 함께 하지 못했지만 가족은 해외여행을 보내줄 정도로 자상하고 친절했습니다. 우리 가족에게는 하나님과 같은 분이었지요."

"그의 눈가에 있는 주름 하나하나는 자신의 노력으로 만들어진 것이었지요. 모임에서도 술은 못하지만 언제나 친구들의 기분을 맞춰주곤 했어요."

"영화를 찍을 때는 새벽부터 밤늦게까지 일을 할 경우가 많습니다. 그리고 일이 끝난 뒤에는 모여서 술을 마시러 갈 기회도 많았지요. 아버지는 술을 드시지 못하셨지만 동료들과 시끌벅적하게 지내시는 것을 좋아하셔서 언제나 밤늦게 돌아오시곤 하셨습니다. 아버지는 일이 바로 직업이자 취미인 것 같았어요. 그래서 어머니와 동생만이 가족인 것처럼 생각될 때가 많았습니다. 언제나 저와 동생이 잠든 후에야 아버지는 피곤에 지쳐서 돌아오시곤 했어요."

"노조를 만들어서 단체교섭을 할 때 그가 위원장이었고 저는 부위원장이었지요. 그는 고지식하긴 했지만 신경을 많이 쓰는 사람이었습니다. 또한 그만큼 옷차림에 신경을 쓰는 멋쟁이이기도 했지요. 술을 안 마시는 그가 먼저 죽고 술 잘 마시는 내가 살아 남다니……하나님이 뭔가 착각하신 게 아닌가 하는 기분입니다."

　"우리집 현관에는 전신 거울이 있습니다. 아버지는 밖으로 나가실 때면 반드시 거울에 자신의 모습을 비쳐 보시고는 만족하셔야 나가시곤 했습니다. 만일 자신의 모습이 조금이라도 마음에 들지 않으면, 옷을 다시 갈아입어서라도 마음에 들도록 했습니다. 셔츠와 바지, 넥타이가 전체적으로 조화롭지 않거나 조금이라도 마음에 걸리면 몇 번이라도 갈아입거나 다른 것으로 바꾸곤 하셨지요.
　그래서 아버지를 시중드는 사람은 아주 힘들었어요. 바지에 맞춰서 구두도 바꿔 신어야 했으니까요. '이번에 입으실 바지는 무슨 색입니까' 하고 물어본 후에 신발장에서 구두를 꺼내어 손질을 해야 했습니다."

## 자신도 모르게 신경을 쓰게 되는 열 가지 사항

① 음식을 같이 한다.

② 무슨 일이든지 서로 협력한다.

③ 본심으로 상대한다.

④ 일을 열심히 한다.

⑤ 회사의 행사에 참가한다.

⑥ 인사하는 것을 빠뜨리지 않는다.

⑦ 같이 상담을 한다.

⑧ 사내의 서클에 참가한다.

⑨ 회의 등 의견교환의 자리를 갖는다.

⑩ 가족단위로 사귄다.

**비행기 추락사건 시 보상업무를 담당했던 항공사 직원**

비행기 추락사고로 유족을 돌보는 일을 하고 있던 항공사의 직원이 바늘방석 같은 일상을 견디다 못해, 1985년 9월 21일 새벽 자기집 2층에서 '죽어서 죄송하며 건강하게 사세요' 라는 유서를 부모님께 남겨놓고 자살했습니다.

"추락사고 후 49제가 가까워지고 보상교섭이 본격화되면서 말 한 마디가 미묘한 문제로 변하곤 했습니다. 그래서 회사에서는 각 부서에 근무하는 젊은이들만으로는 문제가 해결되지 않는다는 것을 인식하고, 인격과 식견을 갖춘 관리직원을 충원하고 종래부터 근무하던 젊은이들을 합하여 새로운 체제로 개편을 했습니다."

"원칙적으로 담당자는 유족과 1대 1이어야 하지만 그렇지 못했습니다. 그 직원이 자살하기 전에 친분이 있던 경찰관에게 피로를 호소했으며 '협상이 잘 안 된다', '죽고 싶다' 는 등의 말을 입에 담기도 했다고 합니다."

"완벽주의자라고 말해도 좋을 만큼 책임감이 강했으며 지나치게 고지식했습니다."

"유족들을 상대하는 일은 그들에게 어떤 일을 당해도 고개를 숙일 수밖에 없습니다. 경험이 적은 사람이 그 일을 담당할 경우 정신적으로 시달림을 많이 받는 일임에 틀림없습니다. 원칙적으로 담당자들은 유족들에게 시달릴 수밖에 없습니다."

"유족들을 상대하는 일을 맡게 되면 즐거울 수가 없으며, 몸이 피곤할 때에도 술 한잔 마실 수가 없습니다. 다만 회사 내에서 한잔 마시는 것으로 끝낼 수밖에 없지요. 또 유족을 상대해야 하는 일을 맡았을 때에는 1년 동안 유족의 요구가 있으면 바로 그들에게 가야 하며 휴일에도 거의 근무해야 합니다."

"곤란한 일, 모르는 일들이 있으면 괴로워하지 말고 상사에게 상담을 하도록 지시하고 있습니다. 어떤 사람은 협상에 임할 때 필요한 메뉴얼을 작성해야 할 필요가 있을지도 모릅니다. 유족을 상대하는 담당자에게 보상전문가를 붙여 가벼운 마음으로 상담에 임할 수 있는 체제를 만들어야겠다고 생각하고 있습니다. 더 이상 자살자를 내서는 곤란하니까요."

예를 든 두 사람은 '지주막하출혈'이나 '자살' 등 죽음으로 이끄는 핵심요인은 다르지만, 주위 사람들에게 보통 이상으로 신경을 쓰는 성격의 소유자였으며, 책임감이 강한 성격임을 알 수 있었을 것이다. 그러면 또 다른 예를 들어보기로 하자.

## 해난성(解難性)대동맥류로 쓰러졌던 사람

해난성대동맥류로 쓰러졌던 사람이 6시간 이상의 대수술이 성공해 기적적으로 회복하였다. 그때 그의 측근들은 쓰러진 원인을 술 때문이라고 보는 견해가 압도적이었다.

"영화 촬영장으로 맥주를 가지고 들어간 것은 그가 처음이었습니다. 촬영하다가 틈이 나면 한 잔씩 마시려고 했던 것이지요."

"어떻게 술을 마시면 맛있을까를 궁리하는 사람 같았어요. 그와 함께 운동을 한 후 돌아오는 길에 마시는 맥주가 즐거움이었으니까요."

그러나 이 예는 술의 그늘에 감춰져서 도외시되기 쉬운, 신경을 많이 쓰는 자신의 성격을 무시해서는 안 될 것이다. 실제로 그가 신경을 많이 쓰는 사람이었다는 것을 여러 사람들의 증언을 통해 알 수 있다.

"그가 그렇게 일을 해낼 수 있었던 것도 그의 인간

적인 면에 의한 것이라고 말할 수 있습니다. 그는 항상 상대가 무엇을 생각하고 있는지를 염려해 주는 사람입니다. 상대방의 기분을 소중히 생각하죠. 그것이 그가 주위의 사람들에게 사랑을 받는 이유였을 것입니다. 얼굴을 마주쳤을 때는 무뚝뚝한 것 같지만 상대의 미묘한 심리를 직감적으로 읽습니다. 그리고 대화를 할 때 상대방의 생각을 존중해 줍니다. 상대편이 무슨 생각을 하는지를 재빨리 꿰뚫어보는 탁월한 안목을 가지고 있었습니다."

"제가 직장에서 해임을 당했을 때에도 제일 먼저 '의기소침해 하지 말라'고 전화를 걸어 주었던 사람이 그였습니다."

"함께 일도 해보고 술도 마셨습니다. 술을 마셔도 취하지 않고 공과 사를 구별할 줄 아는 아주 진지한 사람이었습니다."

"자기가 하고 싶은 것만 하는 사람이 아니라 남을 충분히 배려해주는 호걸이라고 말할 수 있습니다."

위의 글들을 통해서 그는 호쾌한 성격을 가지고 있으면서도 보기 드물게 박학다식한 사람임을 알 수 있다.


## 박리성(剝離性)대동맥 파열로 사망한 사람

박리성대동맥 파열로 사망한 사람의 경우, 하루에 담배 세 갑, 커피 10잔, 의사거부증 등과 절제하지 못하는 면이 부각되지만, 또 다른 면을 보면 주위에 섬세하게 신경을 쏟는 사람이었다.

그가 의사를 싫어한 것은 겁이 많기 때문이기도 하지만, 실제로는 일을 펑크내서는 안 된다는 책임감이 더 강했으며, 치질을 수술했을 때에도 수술하던 그날부터 일을 했다고 한다. 옆에서 그를 지켜보던 사람은 이렇게 말한다.


"수술 뒤 그는 신음이 저절로 새어나올 정도로 격심한 통증을 느끼고 있었습니다. 그런데 그의 차례가 되어 이름을 부르자 '예'라는 대답과 함께 정상인처럼 걸어나갔습니다.

격심한 통증을 견디는 모습이 보기에 딱해 촬영을

연기할 것을 담당자에게 부탁하려고 했더니, 그는 '치질 수술을 한 나를 이 프로그램에 출연시키려는 것이 아닙니다. 그것은 개인적인 문제로 다른 사람에게 폐를 끼칠 수는 없습니다.' 라고 말했습니다. 이처럼 직업의식에 대한 그의 집념은 남달랐습니다. 그는 조그만 단역을 하나를 맡아도 전체를 책임져야 한다는 생각으로 일을 했습니다."

"치질 수술 후에 '만일 세균성설사라도 한다면 큰일이야' 라는 걱정을 할 정도로 예민한 사람이었습니다."

"3년 전에 돌아가신 어느 선배에 대해서도 그는 '선배님은 마음이 약해서 술에 끌려 다니기 쉬우니 가능하면 마시지 말고 주의하는 편이 좋겠다' 며 걱정을 했던 사람이었습니다."


### 아파트 옥상에서 자살한 사람

자기가 사는 아파트의 옥상에서 '어머니 오래오래 사세요' 라는 유서를 남겨놓고 뛰어내려 자살한 사람입니다.

"그가 살아 있을 때에 오랫동안 만나지 못했는데 연하장을 매년 보내주었습니다. 저는 그 연하장을 받을 때마다 그분답다고 생각했습니다. 그는 아주 고지식한 사람으로 예민한 성격을 가지고 있었습니다."

"자신의 역할을 음미하는 사람이었습니다. 대본을 새벽 한두 시까지 열심히 연습하는 타입이었습니다. 한밤중에 프로듀서에게 전화를 걸어 자신의 역할은 어떤 것이냐, 이러이러한 것은 어떠냐 하고 두세 시간 동안 말하는 것을 보통으로 하는 사람이었습니다. 그가 자살했다는 소식을 들었을 때, 슬픈 마음을 감출 수가 없었습니다."

"그는 배역을 받으면 내게로 달려왔었지요. 어떻게 하는 것이 좋으냐고 물어보기 위해서였습니다. 제자라고 말하기보다 자식 같았습니다. 그는 항상 초보자의 마음가짐으로 일에 임했습니다. 죽을 때까지 일을 무서워하고 있었어요."

"제가 80세가 된 7월 7일 그가 모임을 열어 주었습니다. 저는 그런 행사를 갖지 않겠다고 했지만 비밀리에 추진해 버렸어요. 전국에서 제자들이 아마 50명 정도 모였을 겁니다.

그 모임은 작은 식당에서 열렸는데 그때 그가 내 옆에 앉아 있었지요. 제게 '어떠세요? 한방 맞았지요?' 라고 말해 주위 사람들에게 장난이 지나치다는 가벼운 핀잔을 들었습니다. 모임이 한창 무르익었을 때 '아침 일찍 일이 있어 먼저 돌아가도 괜찮겠냐' 고 물었습니다.

'일은 가장 소중한 것' 이라고 말했더니, 그는 '여러분 감사합니다! 선생님을 극진하게 모셔주십시오.' 하고 웃으면서 돌아갔답니다. 그와 만난 것은 그것이 마지막이었어요.

또 그는 제 앞에서는 책상다리를 하지 않았습니다. 발을 편하게 해서 앉으라고 해도 스승 앞에서는 그러는 것이 아니라며 한사코 거부했지요. 그는 부인과 살고 있었는데, 부인이 건강하지 않았기 때문에 종종 쇼핑 바구니를 들고 다니기도 했습니다."

"정신적으로 상당히 피곤했었던 것 같습니다."

"밖에서 긴장을 풀고 있을 때보다 가정에 돌아왔을 때, 요(尿) 중의 아드레날린을 검사해 보면 긴장도가 낮았습니다."

"아침에 촬영장에서 만날 때에도 그가 대사를 외우는 일에 몰입해 있을 때에는 앞만 보고 그냥 지나쳐 버립니다. 큰 목소리로 '안녕하십니까?' 하고 인사를 건네도 얼굴도 돌리지 않아요. 그리고 그는 비행기 공포증을 가지고 있었습니다. 부득이한 경우 비행기를 탔을 때에는 남들에게 비행기가 흔들린다며 일어서지도 못하게 했습니다."

"진지하고 완벽주의자인 그만이 좋은 일을 하고 있다고 생각했었는데……."

"그는 바보 역할로 많이 등장했습니다. 그러나 그것은 어디까지나 화면상의 일이었습니다. 실제로 그는 예리하고 신중했으며, 납득되지 않는 일이면 꼼짝

하지 않는 타입의 사람이었습니다. 그렇기 때문에 두 가지 역할을 겸하는 일이 없었던 분이었습니다."

"방송이 끝나면 내게 전화를 걸어서 '1분만 실례하겠습니다'라고 말하고는 30분 정도 자신의 역할에 대해 묻는답니다. 하여튼 굉장히 진지한 분이었어요. 그만큼 책임감이 강한 분이었으니까요."

"배역을 맡는 사람치고는 고지식할 정도로 소심한 데가 있었습니다. 말을 할 때는 '선천적으로 혀가 짧은 것은 아닌가'라고 생각할 정도였습니다. 그는 명석하지는 못했지만 진지하고 고지식함이 유머를 느끼게 할 정도였답니다."

"나이는 드셨지만 성격은 여전히 '완벽주의자'였습니다. 일을 시작할 때도 새벽이면 일어나서 발성연습을 했고, 배역이 결정되면 대본을 손에서 놓지 않았습니다. 심지어 화장실에도 들고 갔습니다. 대사를 모두 외우고 있었는데 끝날 때까지 틈만 있으면 스텝이나 출연자를 붙잡고 대사연습을 하고 있었습니다."

"일을 하게 되면 거기에 빠져서 다른 일은 생각하지 않는 것 같았습니다. 나이는 들어도 일을 완전히 소화시키지 않으면 직성이 풀리지 않는 분이었기 때문에 대사 암기가 잘 안 되면 무척 고민을 하셨습니다. 불면증 때문에 수면제라든가 신경안정제를 늘 복용하고 있었습니다. 최근에는 그 양이 점점 많아지는 것 같았어요."

### 물에 빠져 익사한 사람

동료들과 바닷가에 수영을 하러 갔다가 물에 빠져서 익사했으며 술을 많이 마신 것으로 알려졌다.

"그는 해수욕장에 도착하고 나서부터 맥주와 소주를 마시기 시작해서, 잠깐 자고 난 후에 동료와 또 술을 마셨습니다. 9시 반쯤 해수욕을 하러 가서 깊은 곳까지 들어갔을 때 갑자기 바다속으로 빠져들어 갔습니다."

독신으로 일관한 그는 굉장한 애주가였다. 생전에 그는 이렇게 말했다.

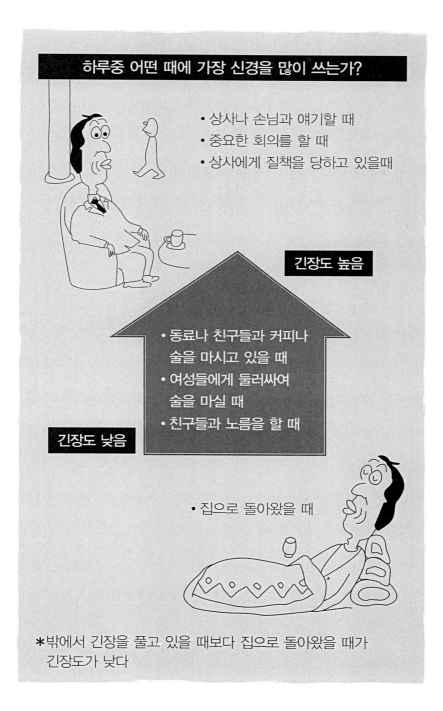

하루중 어떤 때에 가장 신경을 많이 쓰는가?

• 상사나 손님과 얘기할 때
• 중요한 회의를 할 때
• 상사에게 질책을 당하고 있을때

긴장도 높음

• 동료나 친구들과 커피나
 술을 마시고 있을 때
• 여성들에게 둘러싸여
 술을 마실 때
• 친구들과 노름을 할 때

긴장도 낮음

• 집으로 돌아왔을 때

＊밖에서 긴장을 풀고 있을 때보다 집으로 돌아왔을 때가
 긴장도가 낮다

"술은 아침부터 마시고 있어요. 아침 6시경에 눈을 떠서 아침식사 대신에 술을 한 잔 하면 또 잠이 듭니다. 11시가 지날 때까지 자고서 일하러 가거나 합니다. 일하면서도 술을 마시며, 술을 마시고 나면 잠이 와서 다시 잡니다. 그리고 일어나면 또 술을 마십니다. 이렇게 반복하면서 정신 없이 지내다가 다음날이 되어 버립니다."

"그는 취하면 깨무는 버릇이 있습니다. 술집에서 술을 마실 때는 옆에 앉아 있던 아가씨의 귀를 잘 깨물었어요. 그렇지만 가장 놀란 것은 가난할 때 신세를 많이 졌던 할머니의 장례식이었어요. 그는 화장터에서 돌아오는 길에 거기서 받은 할머니의 뼈를 씹기 시작했어요. 그러고는 '이로서 나와 일심동체가 된 셈이지'라고, 경황이 없는 사람치고는 아주 부드럽게 말했어요."

"아침부터 술에 취해 혀가 굳은 사람이었습니다."

"약속을 잘 지키지 않는 사람이었습니다."

"거의 정상적인 때가 없었지요."

그가 살아 있을 때는 특별한 사람으로 보였다. 그러나 그를 아는 친구들은 그런 이미지와는 다르게 보고 있었다. 예를 들면 다음과 같다.

"그는 일에는 혹독한 사람이었습니다. 바보처럼 보일 때는 카메라 앞에서 뿐이었습니다."

"자주 포커를 했지요. 그럴 때 배역이 들어오면 마지못해서 포커를 끝내고 갔지만, 무섭도록 자기가 맡은 역할에 집중했습니다. 그는 머리가 비상한 사람이었어요."

"그 사람은 배우로서 겸손했습니다. 그리고 좋은 작품을 남겨 주기도 했지요. 오랫동안 정말로 과로했던 것 같습니다."

"신변이나 재산을 잘 정리하여 본가에 들어갔으며 적절한 시기에 돌아가셨다고 생각합니다."

## 장수하는 삶은 어떤 것일까?

지금까지 예로 든 것 외에도 '저 사람은 모든 일에 신경을 아주 많이 쓰며 무리를 하는 사람이야' 라고 할 수 있는 사람이 주변에 많을 것이다. 일시적인 무리는 그 자리에서 곧바로 해소할 수만 있으면 큰 피해는 입지 않는다.

그러나 무리를 계속한다면 인간이 어떻게 되는지 다음의 예가 잘 보여주고 있다.

열두 살의 소녀가 산에서 조난을 당했다. 일주일만에 발견되어 정밀검진을 한 결과, 십이지장에 심한 궤양이 발견되었다고 한다. 그 소녀가 가진 '죽을지도 모른다' 는 공포감이 스트레스로 작용하여 몸에 타격을 준 전형이다.


또 다른 예로서 예전에는 아이가 '배가 아프다' 고 하여 병원에 가보면 그 원인은 차게 잤거나 과식했거나 회충이 있는 것이 대부분이었다. 그러나 최근에 배가 아픈 것을 호소하여 병원을 찾은 한 아이는 아프다는 모습이 심상치 않았다.

보통 아이들의 경우에는 아무리 배가 아프다고 해

도 X선을 찍는 일은 거의 없다. 그러나 그 아이의 경우는 특별히 X선 촬영을 해보았다. 그 결과 어른에게서 볼 수 있는 위궤양을 발견하게 되었다. 그것의 원인은 분명했다.

'친구 누구는 무슨무슨 시험에 합격한 모양이다', '성적이 떨어지면 어머니께 야단 맞는다' 등의 압박감이 작은 가슴을 고통스럽게 하고 결과적으로는 위에 궤양까지 생기게 했으니 이것이 바야흐로 현대병이라는 것이다.

또 한국전쟁에 참전한 스물한 살인 미군 병사의 혈관을 조사한 결과 일흔한 살 된 노인처럼 파괴되어 있었다는 예도 보고되어 있다. 베트남 전쟁에 있어서도 유사한 예가 실증되었다. 즉, 자기 생명의 위기라고 생각되어지는 극한 상태는 인간의 몸을 순식간에 노화시켜 버린다.

물론 이것들은 특수한 예가 될지 모른다. 그렇지만 이들의 예에는 우리의 심신을 건강하게 유지하고 쾌적한 인생을 즐기기 위한 생활의 지혜가 숨겨져 있다. 이들의 예를 타인의 것으로 여기지 말고 주지할 필요가 있다.

이야기를 앞에 예로 든 것으로 돌아가 보자.

그들의 공통점은 '필요 이상으로 주위에 신경을 쓰고 있었다'는 것이다. 그 표현방법은 조금씩 차이가 있으나 '신경을 쓴다'는 점은 공통이라고 할 수 있다. 물론 신경을 쓴다는 것이 잘못된 일이라고는 할 수 없다. 그뿐 아니라 사회생활을 영위하는 데에는 필수적인 조건이다.

그러나 앞에서도 말한 바와 같이 신경을 지나치게 쓰는 상태가 지속된다면, 거기에서 발생하는 스트레스에 의해 사람은 심신이 함께 변조, 노화를 촉진하는 일이 된다는 것도 사실이다. 요점은 신경을 지나치게 쓰게 되어 생기는 스트레스를 어떻게 가라앉게 하는가이다. 이것은 현시대의 요구이기도 하다.

앞에서 예를 든 것 중에 자살한 사람이나 단명으로 세상을 떠난 사람의 특징적인 심리적 요인을 분석해 보면,

① 고지식한 성격
② 신경질적이고 섬세함
③ 자책하는 마음이 많음
④ 타인의 불행까지 등에 짊어짐
⑤ 완벽주의

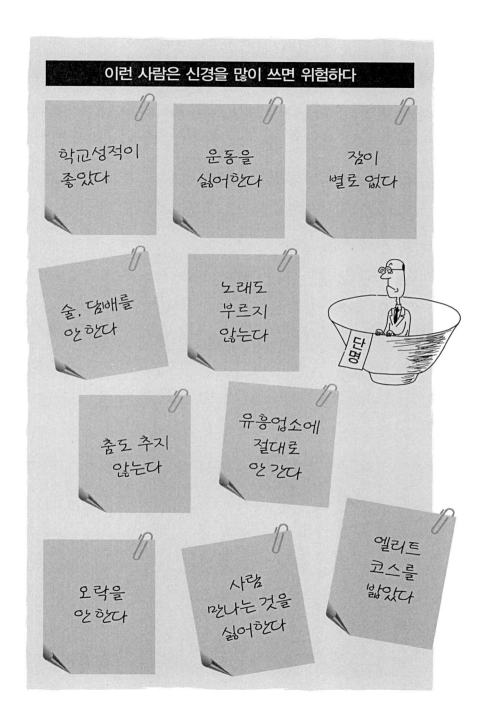

이 요인들을 정리하면 '이런 타입의 사람은 지나치게 신경을 쓰기 때문에 몸이 약하고 단명하기 쉽다'는 말이 된다. 나의 경험으로 본다면, 다음의 경우가 비교적 신경피로에 약하다.

① 학교성적이 좋았던 사람
② 엘리트 코스를 걸어온 사람
③ 스포츠를 싫어하는 사람
④ 사람을 싫어하는 사람
⑤ 술, 담배, 오락을 싫어하는 사람
⑥ 유흥시설, 사교클럽 등을 싫어하는 사람

# Chapter 2

# 피로한 원인은
# 자기 자신에게 있다

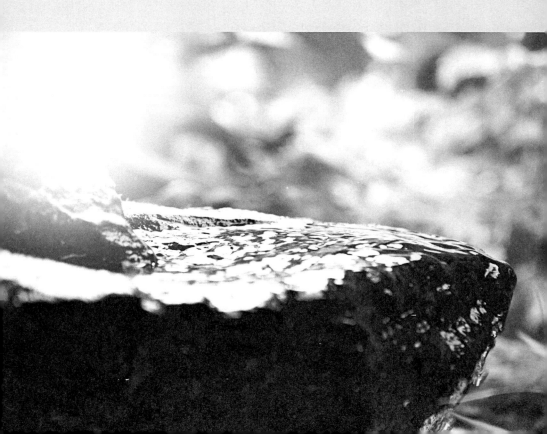

# 피로한 원인은 자기 자신에게 있다
## – 최근 10년 동안 변해 버린 성인병 질환

**신경을 너무 쓰면 몸은 이렇게 된다 – I**

'신경을 너무 쓴다'는 것이 심해지면 심신은 여러 가지 변화를 가져오게 된다. 여기서는 먼저 마음 부분, 다시 말하면 정신적 피해에 대해 생각해 보자.

**1. 자율신경실조증**

예를 들어 갓 결혼한 신혼부부의 집을 방문했다고 하자. 이야기하는 데에 신바람이 나서 어느새 저녁때가 되었다. '같이 저녁식사를 하자'는 권유에 신부에게 신경을 쓴다. '별로 생각이 없다며 그만 가봐야 된다'고 거절하려 한다. 그러나 본인의 의사를 무시하고 뱃속에서 꼬르륵 소리가 난다.

이처럼 자율신경이란 자신의 의사에 따라서 조절할 수 없는 신경계통을 말한다. 배가 꼬르륵 소리를 내는 것을 예를 들어 말한다면 자율신경은 주인의 의사를 무시하고 장을 움직여 '먹고 싶다'는 신호를 보낸 셈이다.

심장과 위에게 우리가 아무리 '운동을 중지하라'는 명령을 내린다 해도 그것들은 계속 움직인다. 이 모든 것이 자율신경의 명령에 따르고 있기 때문이다. 호흡, 체온, 발한도 역시 그렇다.

자율신경에는 교감신경과 부교감신경이 있다. 정상적인 상태에서는 양자의 밸런스가 균형을 이루며, 내장의 자율적인 운동과 여러 가지 선의 분비를 지배하고 있다. 그러나 무엇인가를 계기로 밸런스가 허물어진다.

특히 저혈압을 가지고 있는 사람이나 주위에 지나치게 신경을 쓰는 사람, 신경질적인 사람, 감수성이 예민한 사람, 책임감이 강한 사람 등이 강한 스트레스를 받으면 자율신경실조증에 걸리는 일이 종종 있다.

그 증상은 부정수소증후군(不定愁訴症候群)이라고

일컬어져서, 일정한 부위에 증후가 나타나지 않고 몸의 여러 곳에서 증상이 나타나는 귀찮은 존재이다. 자율신경이 체중을 지배하고 있기 때문이며, 여러 종류의 증상이 여기저기에서 나타나는가 하면 그 이튿날은 말끔히 모습을 감춰 버리기도 한다.

'두통이 난다', '목이 메인다', '동계(動季)가 나타난다', '어지럽다', '귀가 울린다', '금방 피곤하다', '식은땀이 흐른다', '손발이 차다', '몸이 덥다', '메스껍다', '혈압이 오른다', '뇌빈혈을 일으킨다', '숨쉬기 어렵다' 는 증상들이 모두 그 예에 속한다.

여기에 해당하는 사람들은 지속적으로 증상을 호소하며 나중에는 의사도 난감하게 만든다. 물론 신경질적이고 감수성이 예민하며 책임감도 강하다는 것은 우리에게 있어서 없앨 수가 없는 것들이다.

어떤 의미에서는 좋은 사람일수록 이런 색채가 짙다고 생각할 수도 있다. 그렇다고 해서 마음을 느슨하게 하고 있으면 신경증과 우울증으로 옮겨갈 위험성도 있다. 이 단계에서는 마인드컨트롤법을 익히는 것이 급선무라고 하겠다. 다음에는 증상이 좀더 진전된 신경증에 대해 설명을 하고자 한다.

## 2. 신경증

이것이 소위 말하는 노이로제이다. 마음의 걱정과 쇼크, 신경을 지나치게 쓰는 등의 정신적 갈등 등이 원인이 되어 하나의 정신병처럼 증상을 나타낸다. 감수성이 예민한 사람이나 고지식한 사람들이 빠지기 쉽다.

증상으로 보면 '불안신경증', '강박신경증', '신경 쇠약증' 등으로 나눌 수가 있다. 여기까지 오면 전문의와 상담하는 것이 좋다. 그러나 여기서는 각각의 상태를 설명하고자 한다.

### • 불안신경증

'어질어질하다가 현기증이 난다', '맥박이 흐트러지기도 하고 숨쉬기가 괴로워진다', '늘 식은땀이 난다' 는 등의 증세가 전형적인 불안신경증의 증상이다. 그것으로 인해 '금방 죽는 것이 아닐까, 혹은 미쳐 버리는 건 아닐까' 하고 불안해한다.

증상이 진행되면 혼자 외출하는 것이 무서워지기도 하고 집에 혼자 있으면 불안해지기도 한다. 평상시의 행동이나 사물을 생각하는 사고방식은 지극히 정상이므로 의사를 곤란하게 하는 병 중의 하나이다.

- **강박신경증**

완벽주의자라고 불리는 사람에게서 볼 수 있다.

직장이나 가족관계에 있어서 자신이 그리는 모습과 조금이라도 어긋나는 결론이 나오면 '나는 쓸모없는 인간이다', '나는 틀렸다' 는 망상이 머리에서 떠나지 않고, 열등감에 시달려 자기 상실에 빠진다.

또 문단속과 불 걱정, 가스가 새는지의 여부가 걱정되어 몇 번을 확인하거나, 봉한 편지를 잘못된 점은 없는가 하고 다시 개봉하기도 한다. 혹은 '사람 앞에서 똑바로 이야기할 수 없는 것은 아닌가?' 하는 대화공포증, '사람을 만나는 것이 싫다' 고 하는 대인공포증, '손님이 오는 것이 무섭다' 고 하는 내객공포증 등의 공포감정에 사로잡혀 있다.

손을 몇 번이나 씻기도 하고, 버스의 손잡이가 불결하게 느껴져서 잡을 수가 없다는 등의 불결감공포증, 즉 결벽증이 강박신경증의 일종이다.

- **신경쇠약증**

노이로제와 같이 자주 듣게 되는 신경쇠약증은 급성신경쇠약과 신경질로 나누어진다. 전자는 회의의

## 이런 사람은 신경을 많이 쓰면 위험하다

- 혈압이 올라간다
- 맥박이 빨라진다
- 숨쉬기가 답답해진다
- 호흡이 빨라진다

- 손에 땀이 난다
- 목이 깔깔하다
- 소름이 끼친다
- 손이 떨린다

**신경을 쓴다**
↓
**자율신경의
밸런스가
허물어진다**

- 위가 아프다
- 배에서 소리가 난다
- 설사를 한다

- 잠을 잘 수가 없다

연속, 혹은 일이 많아 밤샘을 해야 하는 등으로 심신이 피로에 빠져 버린 상태나, 주의력이 산만해지기도 하고, 기분이 초조하여 일이 손에 잡히지 않는 등의 증상으로 하루나 이틀 정도 쉬면 낫는 경우가 많다.

후자는 태어날 때부터 걱정을 많이 하는 성격을 가진 사람에게 주로 나타나며 만성적인 두통, 현기증 등을 가지고 있고 주의력이 쇠퇴하는 등의 증상을 볼 수가 있다.

통원치료를 해도 신경과 의사를 주치의로 삼고 있는 경우가 많으며, 중요한 회의에 임하기 전에는 마음의 잡념을 털어 버려야 한다는 점에 중점을 두어야 한다.


### 3. 조울병

어떤 통계에 의하면 국민 3,000명에 한 명꼴로 조울증환자가 존재한다고 한다. 그 중에도 눈에 띄는 것이 30세 전후인데, 때로는 50대, 60대에서 발병하는 사람도 있다.

'조병(躁病)'과 '울병(鬱病)'이 주기적으로 교차되어 일어나기도 하고, 어느 한 쪽의 상태를 되풀이해 일어나기도 하는 병으로 건강한 사람도 어느 정도 그 요소는 가지고 있는 병이라고 할 수 있다.

결혼식 주례를 많이 서는 어떤 사람은 주례사를 할 때에도 '조'와 '울'이 제법 명확하게 나타나기도 한다고 말한다. '조' 상태일 때에 주례를 서게 되면, "신랑 누구는 학교 개교 이래 최고의 수재로 그 박식함은 주목의 대상이며, 장래 나라를 짊어질 수 있는 사람이다."로 시작하여 피로연까지 소개를 잘해 주지만 운이 나빠서 '울' 상태일 때에 주례사를 하게 되면, "신랑 누구는 별로 만난 일도 없으며 학업에도 열중했던 제자인지는 알 수 없습니다만 주례를 서 달라는 간곡한 부탁으로 부득불 맡게 된 것입니다."라고 하며 신랑의 체면을 무시해 버린다는 것이다.

이렇게 일반적으로 '조' 상태일 때에는 기분의 상태가 극도로 좋아지고, 회의에 참석했을 경우에도 적극적으로 발언을 하게 된다.

그러나 차분히 관찰을 해보면 논지(論旨), 즉 말하는 뜻이 일관되지 않고 자꾸 옆으로 새어나가는 듯한 경향을 나타내며 아무 일에나 호언장담하는 과대망상적인 인상을 받게 된다. 좀더 혹독하게 말하면 '슈퍼맨'이나 된 듯한 태도가 된다.

반면 '울'의 상태가 되면 슈퍼맨적인 언동은 180도로 전환되어 '나는 이제 일을 할 수가 없다', '살 자격이 없다'는 등 인생의 낙오자적인 모습으로 변해 버린다. 피곤함과 컨디션이 나쁨을 호소하거나 팔, 다리가 아프다거나 심장의 압박감을 호소하며, 심신이 공히 불안정한 상태가 되어 버린다.

'조울병'은 일반적으로 지능이나 인격과는 무관하지만 지적 직업에 종사하는 사람에게서 많이 발생한다고 할 수 있다. 베토벤 등이 그 대표적인 예일 것이다. 또 '조울증'은 유전에 의한 것이 많다고 한다.

룩셈부르크에서 실시한 조사에 의하면 일반인의 조울증 발생율은 0.44%이나 조울증의 부모를 가진 아이의 발생율은 24.4%, 형제 중에 '조울증환자'가 있을 경우 다른 형제의 조울증 발생율은 12.7%라는 높은 확률이 나왔다. 또 어떤 보고에 의하면 일란성 쌍둥이의 조울증 발생일치율은 95.7%로 지극히 높은 비율을 가지고 있었다.

이것은 생활환경, 사고방식, 사건에 대한 대처방법 등의 공통사항이 많기 때문일 것이라 생각된다.

이상은 정신적 피해, 다시 말하자면 마음을 갉아먹는 의학적 과정인 것이다.


## 신경을 너무 쓰면 몸은 이렇게 된다 - Ⅱ

다음은 신체적 피해에 대한 이야기를 해보도록 하자.

인체에는 60조에 달하는 세포가 있는데 수많은 세포에 산소와 영양을 가져다주는 것이 혈액이며, 혈관은 혈액이 지나가는 길이라고 할 수 있다.

심장 옆의 대동맥은 그 직경이 2~3cm인 것도 있으나 심장에서 멀어짐에 따라 혈관이 점점 가느다랗게 되고, 세포에 접근할 때쯤에는 모발의 1/10정도로 가늘어진다. 이 혈관을 모두 연결시키면 10만Km 정도가 되며, 이는 지구를 두 번 돌고 반 바퀴를 더 돌 수 있는 거리가 된다.

동맥경화를 일으키는 경우 혈관의 내강(內腔)이 가늘어진다. 그러면 가는 혈관이 막혀 산소와 영양의 공급이 중지되며, 그렇게 되면 세포는 사멸된다. 이것을 노화라 일컫는다. 다시 말하면 혈관이란 그 사람의 젊음을 유지해 주는 생명망이다. 참된 의미의 젊음이란 현미경으로 혈관을 들여다보면 정확하게 측정할 수가 있다.

스트레스는 혈관에 여러 형태의 피해를 준다. 한국 전쟁에 참전한 스물한 살 난 미군병사의 혈관은 일흔한 살 된 노인의 것과 견줄 만할 정도로 파괴되어 있었다는 예에서도 알 수 있는 것처럼, 전쟁이라는 스트레스의 극한상태에서는 혈관의 수축을 가지고 오는 아드레날린의 분비량이 급상승하여 혈관이 못 쓰게 되는 것이다.

의학이 발달하고 인공장기가 속속 개발되고 있는 지금은, 간이나 심장 등의 주요 장기는 수술이 가능하게 되었다. 그러나 혈관은 바꿀 수가 없다. 이는 그만큼 혈관이 중요하다는 것을 말한다.

80~90세가 되어도 젊은이와 같은 일상생활을 보내고 있는 사람의 혈관을 조사해 보면, 공통적으로 혈관이 젊다는 점을 발견할 수 있다. 세상에는 '건강법'이라고 칭하는 것들이 무수히 존재하지만, 그 건강법의 대부분은 말초혈관의 움직임을 활성화시키는 것이다.

예를 들어 '걷는 건강법'이라고 하면 걸을 때 발끝

의 세포까지 산소를 전달하여 그 순환의 활성화를 촉진하는 것이다. '청죽(靑竹)을 밟는다' 는 것은 심장에서 가장 멀리 있는 발바닥을 자극함에 따라 혈액의 활성화를 촉진하려는 것이다.

'목욕 건강법' 도 그렇다. 특히 겨울에 손발뿐만 아니라 귀와 마음까지도 얼어 버리려 할 때, 느긋하게 콧노래를 부르며 욕조에 있으면 전신의 혈액순환이 원활하여 몸이 따뜻해지는 것을 누구나 실감할 수 있다. 혈관의 젊음을 유지하기 위해서는 물리적인 건강법에 더하여 마음의 건강법에 의한 스트레스에 대한 대책과 그 방법이 필요하다.

## 1. 뇌출혈

뇌출혈은 주위에서 흔히 볼 수 있는 병이지만 스트레스와 관련되는 경우가 적지 않다.

스트레스를 이겨내는 사람이 드물다는 것을 예로 들어 보겠다. 한 정치가가 어떤 사건에 연루되었을 때 뇌출혈을 일으켜 쓰러졌다. 다른 사람들은 모두 재판을 회피하기 위해서 벌이는 꾀병일지도 모른다고 말했으나, 실제로 뇌출혈로 인해 쓰러졌다.

또 정상에 있던 한 정치가는 그 자리에 대한 압박감이나, 하루아침에 모든 것을 잃게 될지도 모른다는 생각에서 비롯된 스트레스로 인해 뇌출혈로 쓰러지고 말았다.

'재판에서 판결이 불리하게 내려진다면' 하는 불안한 마음이나, 자신이 가진 모든 것을 '하루아침에 잃게 될지도 모른다' 는 공포감 등은 정상에 있는 사람만이 실감할 수 있는 성질의 것이라 추측된다.

공포감에서 오는 스트레스의 영향은 그 사람이 체험한 모든 불안과 정비례되었다. 사실 스트레스는 그에게 많은 술을 마시게 했다. 그리고 불안감을 극복한다며 회의, 강연회 등으로 흥분이 고조되어 있었다. 의사가 관찰하니 위험할 정도였다. 예상대로 그는 곧 쓰러졌다. 그처럼 정상에 서 있는 유능한 정치가도 스트레스에는 이길 수가 없었던 것이다.

하물며 평범한 사람들은 스트레스를 어느 정도까지 견디어 낼 수가 있을까? 스트레스는 왜 뇌의 장애에 직결되는 것일까? 신경을 지나치게 쓴다, 고민한다, 경련을 일으킨다는 등의 스트레스가 생기면 말초혈관이 수축해 버리며 그렇게 되면 심장은 보다 강한

## 이런 사람은 신경을 많이 쓰면 위험하다

- 옷을 벗었을 때
- 성관계를 가질 때
- 뛰어 다닐 때
- 운동 중, 운동 직후
- 사람을 기다리게 될 때
- 겨울
- 낮에서 밤이 될 때
- 식사 후

- 이불 속에서 나올 때
- 추운 화장실에 있을 때
- 뜨거운 욕탕에 들어갔을 때
- 회의시 흥분할 때
- 상사에게 질책을 받을 때
- 부하를 야단치고 있을 때
- 과음했을 때

**혈압이 올라가는 경우**

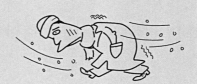

- - - - - - - - - - - - - - - - - - - - - - - - - - - - -

**혈압이 내려가는 경우**

- 여름
- 잠을 잘 때
- 오전 중
- 좋아하는 일을 하고 있을 때
- 미지근한 욕탕에 편하게 들어가 있을 때
- 술을 적당량 편한 마음으로 마셨을 때

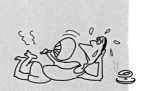

힘으로 혈액을 보내지 않으면 안 된다. 물론 심장이 강한 힘으로 혈액을 뿜어내면 당연히 혈압이 상승하는 것은 말할 필요도 없다.

물론 일시적으로 혈압이 올라간다 해도 자기가 마음을 제어할 수 있다면 평정을 되돌릴 수 있으며, 그렇게 되면 혈관은 정상으로 돌아온다. 그러나 그와 같은 스트레스 상태에서 빨리 해방되지 않는다면 심신증이라고 하는 고혈압 증세에 걸리게 된다.

고혈압은 '염분을 지나치게 섭취한 탓'이라고 생각하기 쉽다. 물론 고혈압 예방을 위해 염분 섭취를 삼가도 하고, 악성 콜레스테롤을 예방하는 등의 방법은 필수조건이기는 하나, 스트레스에 대한 대처방안도 빠뜨릴 수 없는 것이 현실이다.


## 2. 심근경색(心筋梗塞)

'심로(心勞)'라는 단어는 스트레스가 심장에 피해를 준다는 의미를 지니고 있다. 심근경색이라는 병은 미국에서는 대단히 빈도가 높을 뿐만 아니라, 항상 사인별 통계 중 상위를 차지하고 있다.

20여 년 전에 몇 차례 병리해부에 입회한 일이 있

었다. 미국인의 혈관은 동맥경화로 철사처럼 딱딱해져 있어서 가지고 간 절제용 가위가 3일도 못 가 망가진 일을 아직도 기억하고 있다. 전쟁 후 모든 것이 풍요로워졌기 때문에 육류를 많이 섭취하게 되었고, 어디를 가든 차를 타고 다녀서 일어나는 운동부족의 결과라고 볼 수 있다.

최근 어떤 의사의 친척 중 한 분이 돌아가셨는데, 그 의사가 해부에 입회해서 '요즘 사람들은 혈관이 많이 딱딱해져 있다'는 넋두리를 들었다고 한다.

20여 년 전에 미국에서 체험한 것이 지금 우리나라에서 일어나고 있다. 심근경색이 맹위를 떨치는 것도 이런 것들에 기인한다.

심근경색은 대단히 무서운 병이다. 심장에 영양과 산소를 공급하고 있는 혈관이 막혀서 일시적으로 공급이 정지되며 심장도 정지하기 때문이다. 최초의 발작으로 약 1/3이 즉석에서 죽고, 나머지 1/3이 두 번째의 발작으로 사망, 그리고 나머지도 세 번째의 발작으로 죽는다고 말할 수 있다. 이 심근경색의 앞 단계로는 '협심증'이란 증상이 있다.

TV 드라마 등에서 흔히 볼 수 있는 장면으로 아들

에게 봉변을 당하게 된 아버지가 화가 나서 아들을 때리려는 순간 신음을 내며 가슴을 부여잡고 그 자리에 주저앉아 버린다. 아들은 깜짝 놀라서 '아버지, 아버지'를 부른다.

아들이라는 가장 신뢰하는 존재에게 배신을 당한 쇼크가 스트레스가 되어 아드레날린의 분비를 촉진시켜 심장의 관동맥을 급격히 수축시키고 산소 공급을 정지시켜 버리는 것이다.

이것이 협심증에 의한 발작의 순서와 과정이다. 그리고 그 증상이 더욱 심각함을 띠고 온 것이 심근경색이다.

미국의 프라임 연구소에서는 심근경색을 일으킬 가능성이 있는 6가지의 위험인자를 발표하였다.

그것은,

① 고혈압(150/90mmHg 이상)

② 고지(高脂)혈압(혈청 중의 콜레스테롤이 230mg% 이상, 중성지방 170mg% 이상)

③ 비만(표준 체중의 10% 이상)

④ 과다흡연(하루 50개비 이상)

⑤ 당뇨병, 통풍

⑥ 초조해 하며 카랑카랑한 성격, 과도의 스트레스

여기에서도 스트레스가 크게 관여하고 있다.

### 3. 위궤양

산에서 조난을 당해 일주일만에 구조된 열두 살 소녀에게서 심한 십이지장궤양이 발견되었고, 시험 때문에 가슴을 앓고 있던 아홉 살 소년은 위궤양을 갖고 있었다.

앞에서도 말한 예 이외에도 스트레스가 몸에 큰 영향을 주었던 실례가 있다. 미국에서 일어났던 일로써 NASA가 달에 로케트를 쏘아 올리기 위해 예비실험을 하고 있을 때였다.

실험이 최종단계에 들어가 달에 갈 수 있다고 확신하게 되었을 때 우주선에 태운 것은 생물이었다. 몰모트, 고양이, 개, 원숭이 등 차례차례 성공하여 최후의 동물실험으로 침팬지를 태웠다. 여기서 성공한다면 다음은 인간이 탈 차례였다.

그러나 침팬지 중 절반이 죽었다. 이 결과로 인해 '인간을 보내는 것은 무리일 것'이라고 생각하며 깊은 침체에 빠졌다. 침팬지의 사인을 규명하기 위해 해부를 해본 결과, 침팬지의 위장에 구멍이 뚫릴 정도의 큰 위궤양이 생겼다는 것을 알게 되었다. 요컨 대 침팬지 정도의 고등동물들은 불안과 공포와 같은 스트레스를 받으면 위궤양을 일으킨다는 것이 증명된 셈이다.

위궤양은 이른 봄에 많이 생긴다. '어둡고 추운 겨울이 끝나고 밝음과 화사함이 있는 이른 봄에 왜 많이 생길까?'라고 생각하는 사람이 있겠지만, 조사를 해보면 그 이유는 명확해진다.

자녀의 입학, 졸업, 취직, 자기 자신의 승진, 인사이동 등, 봄에는 사람의 운명을 좌우하는 큰 일들이 많다. 샐러리맨에게 있어서는 내적인 스트레스에 가장 시달리는 시기라고 할 수 있는 것이다.

술을 물 마시듯이 하는 육체노동자와 씨름선수들은 그다지 위궤양을 앓지 않는다. 한편 술을 한 방울도 마시지 않는 고지식하고 기가 약한 샐러리맨은 위궤양에 걸리기 때문에 스트레스와 위궤양의 관계를 여실히 나타낸다고 볼 수 있다.


## 4. 당뇨병

최근에는 당뇨병이 눈에 두드러질 정도로 많아지

고 있다. 당뇨병은 크게 인슐린 의존형-인슐린을 맞지 않으면 조절하지 못하는 타입-과 인슐린 비의존형-인슐린을 맞지 않고도 식사요법과 기타 방법으로 조절하는 타입-으로 나누어진다.

인슐린 의존형은 아이, 젊은이, 장년층 등에 폭넓게 나타나기 때문에 유전자와 관계되어 있다고 말하는 악성 타입이지만 다행히 그 수가 비교적 적다. 인슐린 비의존형은 40세 이상의 장년층에서 많이 볼 수 있으며, 스트레스와 관계를 가지고 있다. 운동부족과 과음 과식에 의한 비만이 원인이 되는 경우도 많으나 발병되는 주원인이 스트레스라는 것은 부정할 수 없는 사실이다.

예전에 당뇨 정밀검사를 받은 일이 있었다. 그 검사는 공복시에 혈액검사와 뇨검사를 실시하며, 거기에 50g의 당을 마시고 삼십 분, 한 시간, 그리고 두 시간, 세 시간 시점의 혈당과 유당검사 등을 하려면 적어도 세 시간을 필요로 했다. 따라서 검사를 위해 업무중에 잠시 시간을 냈었다.

결과는 상당히 심각했다. 큰일이라는 생각에 같은 조건에서 재검사를 받았다. 결과는 마찬가지였다. 걱

정도 되고 휴양도 할 겸 일주일 정도 입원해서 세 번째 검사를 받았다. 그런데 검사결과는 놀랍게도 정상이었다. 결론적으로 이것은 스트레스에 의한 것이었다.

'일을 한다'는 것은 일을 하면서 조금이라도 틀리면 안 된다는 스트레스가 쌓여 있는 세계인 것이다. 즉, 스트레스에 둘러싸여 있는 조건 하에서 당뇨 정밀검사를 실시했기 때문에 검사결과가 그렇게 나올 수밖에 없었던 것이다. 그만큼 스트레스와 당뇨병은 밀접한 상관관계에 있다는 말이 된다.

사람들을 검사해 보면 당뇨병 자체는 전체의 5~6% 밖에 발견되지 않는다. 그러나 당 대사 이상을 일으키고 있는 당뇨 예비군-당뇨병이 되기 바로 전의 징후를 가지고 있는-은 전체의 40%에 달한다는 것을 기억해 두기 바란다.

일반적으로 혈당치가 정상의 배 가까이라고 해도 자각 증상은 없다. 뿐만 아니라 정상시보다 식욕이 강하게 나타나며 안색도 윤기가 흐른다. 그러니 '혈당치가 높습니다'라고 알려주어도 대부분의 사람들은 그대로 방치해 버린다. 그러나 이것을 그대로 방치해 두면 백내장, 간장장애, 신경염, 임포텐츠(성교

불능증) 등등 수많은 병에 걸리게 된다.

쇠파이프에 보통의 물과 온천물을 흐르게 할 때의 비교와 같은 이치로써, 콜레스테롤이 혈관을 망가뜨리고 여기에 스트레스가 겹치게 되면 앞에서 말한 증상이 한꺼번에 표면화되어 버린다.

40대의 어떤 사람이 관리직에 있었다. 스트레스를 받고 있는 상태에서 일을 계속하고 있었던 모양으로 어느 날 병원을 찾았다.

"어디가 아파서 왔습니까?"

"말씀드리기 전에 물 한 모금 마실 수 있겠습니까?"

그러고는 단숨에 대여섯 컵의 물을 마셨다. 그 사람은 검사결과 혈당이 600mm에 달하는 상당히 심한 증상의 당뇨병 환자였다. 그러나 그는 입원으로 스트레스에서 해방되었고 완전히 좋아졌다.

당뇨병이라는 말을 듣기만 해도 섬뜩해지는 사람이 있겠지만, 실제로 뇨 중에 당이 나왔다고 해서 당뇨병이라고 생각하는 것은 잘못된 것이다. 우리들의 몸에는 인슐린이라는 췌장(膵臟)에서 분비되고 있는 호르몬이 있어 혈액 중에 있는 당분을 조절해서 에너지로 변화해 근육의 활동을 도와 내장을 정상으로 움직이게 해준다.

당뇨병이란 것은 이 인슐린의 절대적 또는 상대적 부족현상을 말하는 것이다. 절대적 부족은 췌장장애에 기인하지만 상대적 부족의 경우는 운동부족과 스트레스, 비만 등으로 인해 발생하는 것이다.

예를 들어 스트레스가 많을 때에는 인슐린의 수요가 높아지는데, 당뇨병에는 감미료-단것-를 삼가기만 하면 된다는 사고방식은 옛날 이야기가 된다. 물론 그것도 필요하지만 그 이상으로 스트레스를 제거하는 것이 더 중요하다는 것을 명심해야 한다.

주요 주의사항은 이와 같은 일들이 목숨을 단축시킨다는 것이다. 그러면 어떠한 직종의 사람이 가장 젊었을 때 죽으며, 노화현상의 진행이 빠른가 하는 것에 대해 알아보자. 이것은 누구나 관심을 가지고 있는 일이다.

정확한 통계가 있는 것은 아니지만 내가 알고 있는 범위에서는 씨름선수(스모포함), 경영인, 의사, 배우, 가수, 프로듀서 등의 순이라고 할 수 있는데 각각의 생활을 분석해 보기로 하자.

제일 처음의 순위인 씨름선수 중에서도 특히 위태

로운 사람은 서열이 높아져 이름을 떨치고 있는 사람이다. 실제로 일본의 스모선수들 중 유명했던 장사들은 거의가 단명하고 말았다. 의학적 측면에서 말한다면 씨름선수란 직업은 잔혹한 직업이다. 씨름선수는 먼저 살이 쪄야 한다. 연습하고 먹고, 잠자고 또 연습하고 먹고, 또 자고 해서 살을 찌우고 덩치를 크게 하라는 명령을 받는다.

옛날 일본의 어떤 스모선수는 '식사요법'으로 당뇨병을 극복했다는 뉴스가 보도되었다. 그 당시만 해도 하루의 섭취량이 8,000kcal라고 했다. 일상 식생활에 있어서는 아무리 적게 잡아도 13,000~15,000kcal를 섭취하고 있다고 한다. 이것은 우리들의 상상을 훨씬 뛰어넘는 분량이다. 일반인은 기를 쓰고 먹는다고 해도 기껏 4,000kcal이다.

더구나 지거나 이기거나 하는 사건이 있을 때마다 알코올을 들이키는 세계이니 더 이상 말할 필요도 없을 것이다. 마시고 먹고 자는 일을 자꾸 반복한다면 누구라도 살찌기 마련일 것이다.

잘 생각해 보면 그들의 몸을 지탱하고 있는 심장의 크기가 우리와 같다는 것을 알 수 있다. 단명으로 가

는 길에 스스로가 다가가고 있다는 생각을 하지 않을
수가 없는 것이다.

생각하기에 따라서는 고대 로마의 콜로세움에서
'죽을 때까지 싸우던 로마의 노예들'과 같다고 생각
할 수도 있다. 인도적 견지에서 본다면 유명한 씨름
선수가 되기 위한 길은 없애야 한다.

씨름선수의 경우 칼로리 과잉섭취에 의해 지나치
게 살이 찌는 것이 주요 원인이지만, 두 번째인 회사
의 경영진이나 세 번째인 의사들은 조그마한 실수가
요인이 되어 스트레스를 받는 경우가 많다.

일반 샐러리맨은 퇴근시간이 되면 모든 것에서 해
방되는 것이 상례이다. 그 뒤에는 넥타이를 느슨하게
풀고 동료와 상사에 대한 험담을 술과 함께 하기도
하고, 노래방에서 노래를 하며 하루의 시름을 떨쳐
낸다. 샐러리맨의 대부분은 실제로 그와 같은 치료법
으로 건강을 이어가고 있다.

그런데 경영층이나 의사들은 그럴 수가 없다. 그들
에게는 타임카드란 것이 없는 것이다. 타임카드의 철
컥 하는 금속성 소리를 들음으로써 긴장감에서 해방
이 되는 것이 불가능하다는 말이다.

그들은 거의 24시간 일한다. 사내(社內)적으로 인사문제와 노무대책 등으로 많은 문제를 안고 있다. 특히 인사문제는 A에게 있어서 좋은 조건이라면 B에게는 적합하지 않는 경우가 많다. A에게는 호평을 받지만 B에게는 원성을 사게 되는 경우가 대부분인 것이다. 이것은 대단히 큰 중압감을 받는 업무이다.

사외적으로 본다면 고도의 경제성장시대처럼 '만들기만 하면 팔리는 시대'가 아니라는 점에 애로가 있다. 현재와 같은 경제성장시대에 있어서는 불경기와 도산의 위기감 등의 중압감이 항상 무겁게 억누르고 있는 것이 사실이다.

언제 닥칠지 모르는 얘기치 않은 일, 회사가 죽느냐 사느냐 하는 위기에 빠져들지 모르는 상황인 것이다. 잠꼬대도 회사 일에 대해 한다는 것도 결코 과언은 아닐 것이다.

물리적으로도 단명할 수밖에 없는 이유로 넘쳐 있다. 연일 이어지는 접대로 긴장하고 있는 데다 2차 회의, 3차 회의 등으로 알코올을 포함한 칼로리의 과잉섭취가 계속된다. 더구나 이동은 승용차로 하며 엘리베이터 등이 있어 걷지 않고 사는 세상이 되어 가고 있다.

통계를 살펴보면 일반 샐러리맨이 하루에 7,000
보, 부장, 과장급은 5,000보를 걷고 있는데, 중역과
사장급은 겨우 3,000보 밖에 걷지 않는다고 한다. 그
러나 실제로 1,000보도 걷지 않는 사람들도 있다. 건
강상으로 얘기하면 하루에 만보-약 7km-를 걷는 것
이 최저라고 할 수 있다.

최근에는 50대 전후의 리더층 사망기사가 눈에 띄
는데, 이상의 배경을 생각하고 거기에 맞춰 본다면
과연 그럴 수밖에 없겠다는 생각이 들 것이다.

그러면 의사는 왜 스트레스가 많은가? 그 원인의
하나로 죽음을 접하는 기회가 많다는 것을 들 수 있
다. 사고가 났다고 해서 현장에 가보면 전혀 모르는
사람의 죽음이 아니라, 치료하면서 정을 주고 있던
사람이 '점점 병이 깊어 죽어간다는 그 친구' 의 죽음
인 것이다.

일반인이 가까이 지내던 사람의 죽음을 접하게 되
는 경우는 평생을 통해 4~5회에 지나지 않는다. 그
러나 의사는 수많은 죽음에 접하게 된다. 그것도 1개
월, 2개월, 3개월 치료하면서 자신의 환자로서 마음
의 교류가 있었던 경우, '왜 살리지 못했을까' 하고

크게 낙담해 버리는 일이 허다하다.

특히 암환자에게는 병명도 함부로 말하지 않는 관습이 있다. 즉, 환자에게 거짓말을 하는 것이다. 이것은 의사에게 헤아릴 수 없는 스트레스를 안겨 주는 것이 된다.

미국에서 스트레스를 받는 통계를 조사한 결과에 의하면 첫 번째가 배우자의 죽음, 다음은 부모의 죽음에 직면하는 것이며, 사업의 실패와 억대가 넘는 막대한 손실 등은 하위에 속한다.

좋아하던 사람의 사망이 어떻게 스트레스를 일으키는가는 좋은 예가 된다. 환자에게 '술과 담배를 줄이든지 끊든지 하시오' 하면서도 의사는 술에 깊이 빠지거나 골초들이 꽤 많다. 이것도 스트레스를 가져다주는 요인이 된다.

배우, 가수와 같은 인기 직업을 가진 사람들도 종합해 보았을 때 단명이 많다. 배우들은 좋은 연기를 마음껏 하고 자신을 나타내는 욕망도 충족시킬 수 있으므로 대중들의 선망의 대상으로 비춰질지도 모른다.

그러나 현실적으로는 인기가 떨어지면, 즉 자기 자신의 인기가 먹히지 않는 세계가 되면 큰 실의에 빠지게 된다. 사실 이러한 상황의 사이클이 너무 빨리 진행된다는 점도 간과할 수 없는 점이다.

배우와 가수들의 인기란 물과 같은 것이다. 정상을 유지하기 어려운 직업이라고 말하기보다는 그렇게 하기는 불가능하다는 말이 옳은 표현이라고 보아야 할 것이다.

스포트라이트를 받고 일하는 사람의 특징으로 주위 사람들의 시선에 필요 이상으로 신경 쓴다는 점이다. 그것도 오르막일 때에는 생활에 활력이 되어서 좋은 영향을 준다. 그러나 정상을 지나 '이젠 내리막 길'이라든가 '안 됐다'는 등의 뜻이 담긴 주위의 시선을 받으면 온몸으로 받아들이는 스트레스에 점점 박차를 가하게 된다.

탤런트라는 직업은 정상에 오른 후 급속하게 인기가 떨어져 접시 닦기 같은 역이나 맡게 될까봐 프로듀서 등에게 잘 보이려고 노력해야 하는 실로 '신경을 많이 쓰는' 직업인 것이다. 탈의실에서나 이동하는 차안에서 그들의 근심스러운 표정을 본다면 자신들이 얼마나 신경을 쓰고 있는가를 잘 알게 될 것이다.

돌연히 재충전을 해서 돌아오겠다는 선언을 하고

오랫동안 휴지기를 가지는 연예인들이 모두 그런 심정으로 떠나는 것이라고 할 수 있다. 또 프로듀서란 직업은 '시청률'이란 마술적 중압감에서 벗어날 수가 없다고 한다.

적당한 스트레스는 인간이 살아가는 동안 있어야 할 필수적인 요소이지만, 스트레스의 연속은 체내의 아드레날린 분비량을 증대시킬 뿐이다. 더구나 그들에게는 절대적인 수면부족과 불규칙한 식생활이 따라다니고 있다.

사람들에게 원망을 들을 망정 고맙다는 말을 듣는 일이 극히 적은 세무서 직원이라는 직업도 국가경제에 있어서는 필요한 존재이므로 괴로운 직종이라고 할 수 있다. 스트레스를 술로 해소시키려고 하기 때문에 비만과 당뇨병에 걸려 괴로움을 당하고, 결국 스스로 목숨을 단축시키는 경우가 끊이지 않고 이어져 간다.

같은 공무원인 경찰관의 경우는 보통의 샐러리맨과 비교했을 때, 걷는 기회가 많은 탓인지 정년퇴직 후에도 건강하게 여생을 보내고 있는 경우가 많다. 책임량이라고 하는 것에 대한 중압감으로 항상 일해야 하는 세일즈맨도 노화현상이 빨라지기는 하나, 그것은 개인차가 많은 직종이라고 볼 수 있다. 책임량이 큰 대신에 목표에 도달했을 때의 성취감을 맛볼 기회도 많다.

꾸준히 길을 닦는 것처럼 노력에 노력을 더하여 무엇인가를 완수했을 때의 성취감이란 스트레스 해소에 절대적인 효과를 가져다준다.

신문기자란 직업도 크게 두 가지 종류로 나눌 수 있다. 젊어서 요절하는 경우도 많지만 독자적인 자기 암시법을 몸에 익히고 있는 사람도 많으며, 젊었을 때에 뇌세포와 몸을 잘 단련해서 젊어서 요절하는 벽을 일단 뛰어넘은 경우, 건강하게 장수하는 예를 많이 볼 수 있다.

그렇다면 반대로 건강하고 장수할 수 있는 직종을 든다면 예술원 회원, 지휘자 등의 순이다.

예술원 회원이란 그것이 회화이건, 음악이건, 무용이건 간에 '평생 자기의 열정을 쏟을 수 있는 대상'을 지속해서 가질 수가 있다. 스트레스에 대해 자기 컨트롤이 가능하기 때문이다. 지휘자도 마찬가지이다.

지휘자는 그 포즈를 흉내내어 보면 알 수 있듯이 실제로는 지휘로 인해 대단한 운동량을 갖게 된다.

더구나 뒤에 있는 많은 청중을 의식해야 하며 앞에는 수십 명, 수백 명의 연주가들이 있어서 그들을 잘 컨트롤해야 한다.

이것은 오른쪽 뇌와 왼쪽 뇌의 훈련, 그리고 삶의 보람과 모든 요소가 잘 정돈된 직업이다.

스위스의 한 오케스트라 상임지휘자가 다른 나라로 연주여행을 할 때, 83세라는 나이로 인해 사람들이 걱정을 많이 했고 자신도 나이에 맞지 않게 힘든 일을 하는 것이 아닌가 하고 생각할 정도였다. 그러나 지휘대에 올라서서 지휘봉을 움직이자 그의 몸에서는 '늙었다'는 느낌을 전혀 받을 수가 없었다.

또한 87세까지 향유한 카라얀도 죽기 직전까지 세계에서 가장 탁월한 지휘자였다.

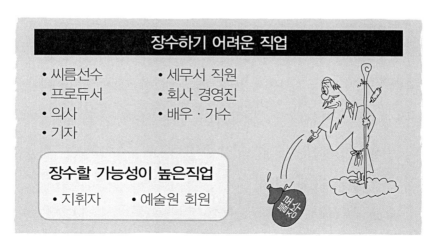

**장수하기 어려운 직업**

- 씨름선수
- 프로듀서
- 의사
- 기자
- 세무서 직원
- 회사 경영진
- 배우·가수

**장수할 가능성이 높은직업**
- 지휘자
- 예술원 회원

## 뇌에 좋은 스트레스와 몸에 나쁜 스트레스

스트레스라고 하는 용어는 이미 일반적인 용어로 완전히 정착해 버렸다. 이전에 1,000명의 성인병 환자에게 '건강에 가장 나쁜 것 하나만 든다면' 하는 앙케이트 조사를 한 일이 있었는데, 그 조사에서 72%라는 압도적인 비율을 나타낸 것이 바로 스트레스이다.

스트레스는 위장병, 당뇨병, 고혈압, 심장병을 만들고 혈관을 망가지게 하며, 조울병, 심신증, 노인성 치매 등의 원인이 되기도 한다. 최근 자주 듣게 되는 지주막하출혈도 그 원인은 명백하게 밝히지 못하고 있으나 스트레스와 연관되어 있다는 것이 많은 학자들의 일치된 의견이다.

실험적으로 위궤양을 만들어 보는 단계로서, 쥐를 바구니에 넣고 그 둘레에 고양이를 서너 마리 놓아 본다. 고양이는 울면서 바구니 주위를 맴돌고 때때로 바구니를 긁어댄다. 그때마다 쥐는 깜짝깜짝 놀라게 되는데, 이러한 상태가 일주일 정도 계속되면 쥐는 위궤양에 걸리게 된다.

어떤 회사의 사장이 위를 누르면서 굴러가듯이 병

원에 갔었다고 한다. 그 통증이 심상치 않아 X선을 찍어본 결과 엄지손가락 크기의 위궤양이 발견되었다. 혹시나 하는 마음에 4주 전에 찍은 자신의 X선 사진을 살펴봤으나 거기에는 위궤양이 보이지 않았다. 불과 4주라는 짧은 기간 사이에 위궤양이 생긴 것이다. 원인을 밝히기 위해 곰곰이 생각해 보니 곧 이유가 명확해졌다.

그는 친구의 권유로 1억 원으로 증권에 손을 댔다. 그것이 아주 호조를 타서 불과 열흘 사이에 원금의 열 배인 10억 원이 되었다. 그러나 인간의 욕망이란 그칠 줄 모르는 것처럼 거기에서 그만두지 않고 그대로 증권을 가지고 있었다. 그런데 계속 2주간 하락하여 눈 깜짝할 사이에 처음으로 돌아가 버렸던 것이다. 결국 손해는 보지 않았으나 한번 손에 들어왔던 10억 원이 점점 줄어들 때의 불안과 공포감이 단지 4주일 사이에 손가락 크기의 위궤양을 만들었던 것이다.

부정사건 등으로 검찰의 조사를 받고 있는 고위관료나 재야의 거물급, 재계의 경영진들이 고혈압이나 당뇨병으로 갑자기 병원에 입원하는 경우가 종종 있다. 매스컴에서는 취조도피수단이라고 일제히 보도

하고, 국민들 역시 그것이 꾀병인 줄 믿어 의심치 않는다.

땀을 흘리며 억척스럽게 노력해서 쌓아올린 지위와 명예, 권력들이 하루아침에 무너져 잃게 될지도 모른다는 불안과 공포감에서 오는 스트레스가 고혈압을 만들고, 당뇨병의 원인들이 되게 하는 것이다.

다음 표에 나타나 있는 사인(死因) 순위를 보아도 불의의 사고를 제외하고 스트레스가 크게 혹은 적게 생명에 관여하고 있다.

스트레스라는 말은 원래는 공업용어이지만 '압박'이라든가 '긴박'이란 의미로 생물학적으로 쓰기 시작한 것은 캐나다의 한스 세리에 박사에 의해서이다.

그는 쥐를 사용한 일련의 실험에서 '생체는 유해한 자극에 대하여 그것으로부터 자신을 지키기 위해 동일한 반응을 일으키지만, 그 반응에 한계가 왔을 때에는 병에 걸리게 되는 것'이라고 생각했다. 그리고 그 반응을 제1기는 경고 반응의 시기, 제2기는 반 쇼크의 시기, 제3기는 피로기라고 각각 분류했던 것이다.

지금 우리가 살고 있는 환경에서는 스트레스를 피

해 갈 수 없다. 그러나 할 수 있다면 제1기, 늦어도 제2기에 탈출하는 것이 중요하다. 자신에게 알맞은 탈출법을 어떻게 빨리 자기의 것으로 할 것인가? 다음 장에서 여러 사람들의 예를 참고하여 독특한 자기만의 방법을 찾아내 주었으면 한다.

스트레스는 건강과 젊음에게 크나큰 적인 것은 두말할 것도 없지만, 반대로 이것이 전혀 없다면 흔히 말하는 치매가 빨리 오므로 건강하게 장수한다는 것은 바랄 수 없게 된다. 천연의 음식과 옷이 풍부해 태평스럽게 살아가는 남태평양의 원주민들의 수명이 의외로 짧은 것은 스트레스라는 것이 없는 탓인지도 모른다.

스트레스를 받게 되면 신장의 윗 부분에 있는 부신이라고 하는 작은 장기에서 아드레날린이 방출되는데, 이 아드레날린은 육체에 활기를 넣어 도리어 정신적 건강에 도움을 주게 된다.

졸려서 일이 안 되는 점심 후의 사무실에 거래처의 작은 클레임을 통보 받으면 졸음이 싹 가셔질 뿐만 아니라 상큼해지는 이유는 바로 아드레날린 때문이다.

어떤 자료를 보면 대도시의 장수율이 높은 것으로

나타나기도 하는데, 이것은 의료혜택을 충분히 받고 있다는 점을 들 수도 있지만, '스트레스가 어느 정도 없으면 안 된다'고 하는 것을 증명하고 있다고 볼 수도 있다.

어떤 의사는 1년에 약 1,200 차례의 수술을 한다고 한다. 일요일과 국경일을 제외하면 하루에 4~5회의 수술을 집도하는 셈이 된다. 그러므로 누구나 그 의사의 모습—긴장감의 연속으로 인해 심신이 소모되어 버린—을 일에 찌들고 초췌한 모습으로 상상하게 된다. 그러나 실제로 그 의사는 60세의 나이임에도 불구하고 어디를 보아도 40대의 장년으로 밖에는 보이지 않는다.

그는 이렇게 말한다.

"내가 젊게 보이는 비결과 뇌세포가 활발하게 움직이는 이유는 수술시에 느끼는 극한에 가까운 긴장감 때문입니다. 1mm만 더 자르거나 잘못 잘라도 대출혈이 일어나니까요. 하루에 한 번 정도는 아주 섬뜩한 순간을 경험하는데, 그것이 도리어 나의 노화를 막아주고 있는 것 같습니다."

## 현대인은 무엇 때문에 사망하는가?

| 死因 | 1위 | 2위 | 3위 | 4위 | 5위 |
|---|---|---|---|---|---|
| 1964년 | 뇌혈관 질환 | 암 | 심장 질환 | 노쇠 | 사고 |
| 1969년 | 뇌혈관 질환 | 암 | 심장 질환 | 사고 | 노쇠 |
| 1979년 | 뇌혈관 질환 | 암 | 심장 질환 | 폐렴 | 노쇠 |
| 1990년 | 암 | 뇌혈관 질환 | 심장 질환 | 사고 | 간질환 |
| 1995년 | 암 | 뇌혈관 질환 | 사고 | 심장 질환 | 간질환 |
| 2005년 | 암 | 뇌혈관 질환 | 심장 질환 | 자살 | 당뇨병 |
| 2013년 | 암 | 뇌혈관 질환 | 심장 질환 | 자살 | 당뇨병 |
| 2017년 | 암 | 심장 질환 | 뇌혈관 질환 | 폐렴 | 자살 |

＊사고 = 교통사고, 불의의 사고

－ 통계청 : 사망원인 통계자료－

물론 겨울에는 스키, 여름에는 테니스, 쉬는 날에도 계속 운동을 하고 있음은 말할 것도 없다.

또 어떤 사진사도 같은 이야기를 한다.

"피사체(被寫體)가 누드거나 풍경이거나 할 것 없이 셔터를 누르기까지의 몇백 분의 1의 숨막히는 긴장감, 짧은 시간에 온 신경을 집중하는 그 긴장감을 포기한다면 저는 금방 아무것도 못하는 노인이 되어 버리고 말 것입니다."

이상에서 살펴본 바와 같이 적당한 스트레스는 '두뇌활성화'를 위해서 필요불가결한 것이다. 그러면 적당한 스트레스를 맛보며 두뇌활성화를 위해서 사람들은 어떤 대책을 강구하고 있을까?

Chapter 3

# 최신의학이 밝힌
# 건강상식의 참과 거짓

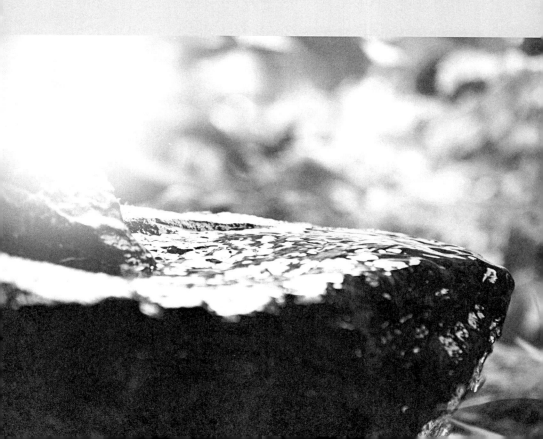

# 최신의학이 밝힌
# 건강상식의 참과 거짓

## 몸에 나쁜 인스턴트 식품의 또 다른 해(害)

최근에 발이 붓거나 심장의 이상을 호소하는 젊은 이가 급증하고 있다. 처음에 전문가들은 그것을 새로운 타입의 신경염이라고 추측하며 연구를 계속해 왔다. 그러나 때때로 이들 환자에게 비타민$B_1$을 보급한 결과 금방 좋아지게 됨으로써 이 증상이 각기병인 것을 알게 되었다.

이와 관련하여 비타민$B_1$은 현재 일반병원에서 대량으로 쓰고 있는 비타민제가 되었다. 이와 같이 각기는 비타민$B_1$ 부족으로 오는 질환이며, 발이 붓고 몸이 나른해지는 것과 동계(動悸)를 같이 하고, 최악의 경우에는 심한 발작으로 목숨을 잃는 경우도 있다.

전쟁 전이나 전시중의 영양부족시대에는 각기 따위는 희귀한 병이 아니었다. 그러나 영양과잉으로 비만이 많아지고 있는 현실에서 각기병도 점차 많아지고 있다. 왜 지금에 와서 '빈곤병'이라고 할 수 있는 각기병이 많아지고 있는 것일까?

원인은 인스턴트 식품 전성기의 식생활에 있다. 즉, 라면과 통조림, 햄버거 등 젊은이들이 즐겨 먹는 식품에는 비타민$B_1$이 극히 적다. 거기에다가 젊은이는 어떤 음식에도 청량음료를 곁들여 마신다. 청량음료란 설탕물 같은 것인데, 당분을 자꾸 취하고 있는 비만의 청년들이 많이 마시고 있다.

인스턴트 식품, 페스트 푸드 전성시대인 지금은 옛날과 마찬가지로 식생활 빈곤시대를 맞고 있는 셈이다.


**빵과 쌀 중 어느 것이 두뇌를 좋게 하는가?**

며칠 전에 초등학교 6학년인 아이의 학교 급식메뉴를 보고 다소 놀란 적이 있었다. 월요일은 오곡밥, 수요일은 카레라이스, 금요일은 붉은 팥밥 등으로 쌀로 만든 음식을 급식하고 있었다. 우리의 어린 시절에는

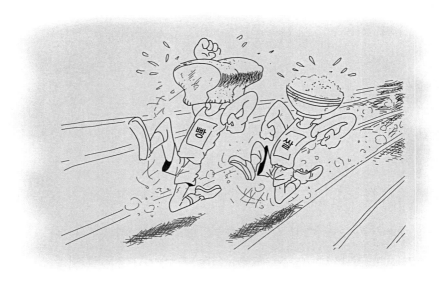

학교의 급식이란 매일 빵과 우유였다.

부식은 매일 달랐지만 쌀 음식이 나온 적은 없었다. 그때의 담임선생님은 이렇게 말했다.

"빵은 몸에 좋은 음식이랍니다. 쌀밥만 먹으면 머리가 나빠지니까 될 수 있는 대로 빵을 먹도록……."

이젠 아주 오래 전의 일이 되어버렸다. 그런데 아이의 담임은 옛날에 내가 들어온 이야기와 정반대, 즉 빵과 쌀에 대해 바꿔 말해 준 모양이었다. 그것은 나의 생각과 같은 것으로 지금의 교육방침이 올바른 것이다.

빵은 두뇌를 발달시키는 비타민$B_1$이 부족하다. 성

인에게 하루에 필요한 비타민B₁양은 남자는 0.75∼
1.0mg이며 여자는 0.6∼0.8mg이라고 한다.

비타민B₁의 양을 빵과 쌀로 비교해 보면 다음과 같다.

식빵 100g → 0.38mg

롤빵 100g → 0.06mg

쌀 100g → 120mg

또 빵은 '소화가 잘되어 환자나 노인에게 적합하
다'고 하지만 이것 또한 잘못된 상식이다. 쌀밥과 비
교하여 소화가 잘 된다는 근거는 없으며, 물론 빵이
쌀보다 머리를 좋게 한다는 사실에 대한 근거도 없다.


**신장병에 향신료를 제한하는 것은 넌센스이다**

미식가인 O씨와 스테이크를 먹고 있을 때 갑자기
그가 묘한 말을 하기 시작했다.

"우리가 지금 먹는 스테이크는 육질과 양념맛과
굽는 정도인 3요소가 있지만 원시인들은 무슨 양념
으로 먹었을까?"

갑자기 나온 질문이라 답이 궁해졌으나, 확실히 우
리가 스테이크를 먹을 때는 소금, 후추, 와인 등으로

맛을 내며, 생선회도 간장과 조미료로 맛을 내고 있는데, 과연 원시인들은 육류와 생선을 조미료 없이 먹었을까 하는 의문이 떠올랐다.

그러나 원시인들도 맛을 내서 먹고 있었다. 한 고고학자가 증명한 바에 의하면, 원시인은 야생동물의 고기를 향이 많이 나는 식물의 잎으로 감싸서 그 향이 고기 속으로 배이게 한 후에 소금을 배어들게 해서 굽기도 하고 생식도 했다고 한다.

이 세상에는 향신료라 이름 붙여진 것이 수십 종에 달한다. 진저, 가리크, 타임, 롤랫, 세프란, 와사비, 육계향 등 헤아릴 수 없이 많다. 향신료가 신장병과 간장병에는 좋지 않다는 것은 옛날부터 전해져 오고 있는 것이다. 사실 이와 같은 증상이 나타나는 사람에게 술, 담배, 염분의 섭취, 섹스 등과 함께 향신료의 제한을 권하고 있는 의사가 있다.

그러나 이것은 의사가 해서는 안 될 잘못된 생각이라고 말하고 싶다. 어느 의학자는 향신료가 실제로 신장과 간장에 어느 정도 해가 되는지 실험해 본 일이 있었다. 결과에 의하면 평상시의 식생활에서 섭취하는 양이라면 거의 영향을 미치지 않는다는 것을 알게 되었다. 그러면 그 섭취량을 100배로 한다면 어떻게 될까 하고 시험해 본 결과 간장에 조그만 이상이 나타난 정도였던 모양이다.

또 만성신염을 앓고 있는 사람에게 한 달 동안 매일 1g의 겨자를 주었는데 증상이 악화되지 않았다는 기록도 남아 있다.

이러한 기록에 의하면 간장병, 신장병 환자들에게 향신료를 제한한다는 것은 전혀 의미가 없는 것이라고 말할 수 있다. 신장과 간장을 염려한 나머지 향신료를 삼간다는 것은 무의미한 노력이라고 할 수 있다.


## 술이 고혈압을 유발할 이유는 없다

영국에서 재미있는 실험이 행해졌다. 곡예비행을 하는 글라이더의 조수석에 두 사람을 태웠는데, 한 사람은 술을 마시지 않은 사람이었고 또 한 사람은 소량의 알코올을 마시게 했다. 그리고 비행 중에 두 사람의 아드레날린의 분비량이 어느 정도 차이가 있는지를 조사해 보았다.

아드레날린은 부신에서 분비되는 호르몬인데 교감

신경의 말단을 자극하기 때문에 혈압이 올라가며, 혈당치를 높여 위장의 운동을 억제하는 작용이 있다. 놀랐을 때나 근심거리가 있을 때에는 다량으로 분비하기 때문에 통칭 '깜짝 호르몬' 이라고도 한다.

글라이더에 처음으로 타는 두 사람은 좋건 싫건 큰 스트레스를 받게 되며, 아드레날린이 잔뜩 분비된다는 실험결과가 나타났다. 수십분 선회한 뒤에 무사히 착륙하고 나서 바로 두 사람의 뇨를 채취하여 아드레날린 검사를 했다. 그 결과 알코올을 섭취하지 않고 탑승한 사람은 다량의 아드레날린이 검출되었으며, 알코올을 섭취한 사람은 극히 소량의 아드레날린이 검출되었다.

이 결과로 볼 때 여기서의 술은 정신안정제 역할을 했으며, 아드레날린의 분비를 억제했다. 즉, 알코올에 의해 스트레스가 경감되었다는 것을 의미한다.

나는 많은 고혈압증의 환자를 보아왔으며 그 중에 술을 즐기는 사람도 보았다. 그리고 그 사람들은 모두가 '자신의 고혈압은 술 때문' 이라고 믿고 있었다. 그러나 이것은 큰 착각이다. 고혈압은 결코 술 때문만은 아니다. 어떤 사람은 염분을 지나치게 섭취한 탓이며, 또 어떤 사람은 불규칙한 생활 탓이며, 또 어떤 사람은 스트레스에 의한 것이다.

글라이더의 실험에서도 알 수 있듯이 적당량의 알코올은 혈압을 내릴 수는 있어도 올리는 일은 없다. 이 일은 지금에 와서야 이론적으로 증명되었다. 즉, 적당량의 알코올에 의해 스트레스가 온화하게 되고 아드레날린의 분비도 억제되는 상태가 유지된다. 이 상태를 계속 유지하고 있으면 혈압은 반영구적으로 내려간다고 한다.

말하자면 고혈압인 사람에게 적당량의 술은 최고의 약이 된다고 단언해도 좋은 것이다. 그리고 위궤양, 간장병, 통풍 등도 술이 원인이 되어 일어난다고 오해하고 있는 사람이 너무 많다. 질병의 원인은 단순하지 않으며, 복합적인 원인으로 오는 경우가 많다.

**변비와 섬유질 식품을 곧바로 연결시키는 것은 위험하다**

변비가 계속되면 성격마저 변해 버린다. 또한 이혼에 이르는 사람도 있는데 이 부분은 나중에 언급하기로 하자.

혹자는 '설마 변비 때문에' 하고 생각할지도 모르

나 그것은 큰 착각이다.

배에 가스가 차서 불쾌하거나, 고통을 당하거나, 머리가 멍해지거나, 심한 두통을 앓는 등 변비가 갖고 오는 고통은 본인만이 아는 것이다.

변비는 크게 '습관성변비'와 '경련성변비'로 나눌 수 있다. 습관성변비는 화장실에 가는 것을 참음으로 생긴다. 참고 있는 중에 장이 변의 수분을 너무 흡수해 버리기 때문에 딱딱하게 굳어져서 용변을 볼 수 없게 되는 것으로, 그것이 만성화된 것을 말한다.

한편 스트레스로 인해 장에 경련을 일으켜서 변이 굳어져 버리거나, 습관성변비와는 반대로 수분이 흡수되지 못한 채로 배설되기도 하며, 변비와 설사를 거듭 되풀이하는 것을 경련성변비라고 한다.

변비를 해소하는 방법으로서는 설사, 관장 등 직접적인 것도 있으나 이것들은 습관성이 될 우려가 있으므로 웬만큼 심한 증상이 아니라면 그런 처방은 하지 않는 것이 좋다.

변비를 치료하는 방법으로 널리 알려진 것은 차가운 물과 우유를 마시는 방법, 섬유질이 많은 식품을 섭취하는 방법, 물관장을 하는 방법 등이 있다. 이 방법들은 대장을 자극해 용변을 촉진한다.

확실히 우엉, 해초, 시금치, 당근, 쑥갓, 부추, 파 등의 섬유질 식품은 변의 배설을 원활하게 하기 때문에 변비인 사람이 그것을 먹는다는 것은 틀린 말이 아니다. 그러나 그것은 습관성변비에 한한 것이며 어느 정도의 양을 먹어야 좋을지도 문제이다.

어떤 가수가 와서 변비에 대한 얘기를 했는데, 자세히 들어보니 만성변비인 것 같았다. 그래서 시금치, 우엉, 돼지고기와 부추 등 섬유질이 많이 함유된 식품을 이용해 식사를 하도록 가르쳐 주었다.

그 후에 바빠서 만나지 못하다가 1개월 후에 그녀를 만나니 화를 냈다. 이유인 즉, 내가 가르쳐 준 요리를 먹었더니 전보다 더 심한 변비에 걸렸다는 것이다. 놀란 마음에 상세하게 들어보니, 그녀는 1개월을 아침, 점심, 저녁 할 것 없이 계속해서 섬유질 식품만 먹었다는 것이다.

나는 입을 다물 수가 없었다. 섬유질 식품이 장을 자극한다는 것은 앞에서도 말했거니와 과잉섭취를 하면 자극의 도가 지나쳐서 장염이나 장간막염을 일으켜 변비가 더 심해지는 수가 있다.

약도 도가 넘으면 도리어 독이 된다는 좋은 예일 것이다. 한꺼번에 대량의 섬유질식품을 먹으면 변비가 심해지기도 하고, 경련성변비의 경우에는 역효과가 나기 때문에 부디 주의해 주기 바란다.


**커피와 스태미나식품을 알고 있는가?**

프로 권투선수의 3요소는 테크닉, 스피드, 스태미나라고 한다. 특히 실력이 백중한 상대와의 시합에서는 스태미나가 경기의 승패를 좌우한다. '오늘은 스태미나의 승부다', '스태미나 부족으로 졌다'는 등 복서에게 있어서 스태미나는 승부의 명암을 가름하는 큰 요소라고 할 수 있다.

몇 년 전의 세계타이틀매치에서 타이틀을 방어했던 챔피언이 시합 후에 타이틀을 박탈당한 일이 있었다. 뇨중의 약물유무를 조사하는 도핑 검사에서 대량의 카페인이 검출되었기 때문이다. 복싱에서는 시합 전, 혹은 시합 중에 흥분제나 근육을 활성화시키는 약제는 복용이 금지되어 있다.

챔피언이 마신 카페인이 그 규약에 걸렸던 것이다.

복싱에만 한한 것이 아니라 카페인이 운동선수에게 주는 효과는 이전부터 알려져 있었으며, 국제적인 마라톤 선수 중 몇 사람은 레이스 도중 커피나 홍차를 마신다고 한다.

커피를 마시면 그 중에 함유되어 있는 카페인이 리파아제라고 하는 효소를 자극하여, 체내의 지방을 지방산과 글리세린으로 분해한다. 그때에 분해된 지방산은 혈중으로 방출되어 근육으로 보내지게 되는데 이것이 에너지원이 된다.

그 에너지원이야말로 스태미나원이며 복서라면 피곤을 모르는, 즉 지칠 줄 모르는 공격을 할 수 있는 것이고, 마라톤 선수라면 경이적인 하이페이스로 뛰게 되는 것이다. 실제로 한 잔의 커피를 마시면 약 15분 후에는 혈중에 지방산과 글리세린이 증식하기 시작하여, 세 시간쯤 그 상태가 지속된다는 것이 실험 결과 확인되었다.

복싱경기는 길어야 한 시간 정도이며, 마라톤은 보통 두 시간 반에서 세 시간 정도이다. 어느 것이건 시합 전에 커피를 마셔두면 시합이 끝날 때까지 그 효과가 지속된다.

따라서 스태미나를 내려면 식후에 커피를 마셔야 한다. 그것도 아침식사는 버터를 듬뿍 바른 토스트에 계란을 곁들이며, 또 점심은 스테이크라는 지방이 풍부한 식사 후에 마신다면 효과는 배로 증가할 것이다.

'하루에 커피를 세 번이나 마시다니……' 하고 걱정하는 사람도 있을지 모르나, 하루에 5～6잔의 커피를 마셔도 몸에 아무런 악영향을 미치지 않는다는 것이 실험결과 확인되었다. 한 마디 덧붙인다면 아무리 커피를 마셔도 분해되는 지방이 빈약하다면 의미가 없다는 것이다. 즉, 풍부한 기초적인 영양분 섭취는 어떤 경우에도 꼭 필요하다.

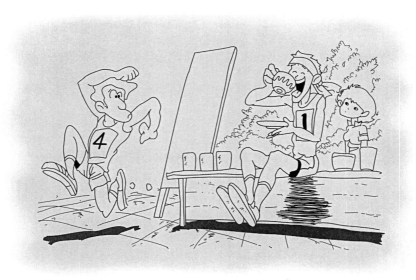

**맥주를 마시면 살이 찐다는 것은 있을 수 없는 일이다**

적당량의 알코올은 건강을 증진시킨다는 것은 이미 말했거니와, 알코올 음료 중에 가장 몸에 이로운 것은 최근에 강조되고 있는 와인이다. 그 이유는 와인은 알코올 음료 중에 몇 안 되는 알칼리성 음료이며, 비만과 노화방지에 효과가 있기 때문이다.

그러나 식품의 산성, 알칼리성론은 맞지 않는 이론이라고 얘기했다. 와인도 예외는 아니다. 그렇다면 무엇이 제일인가? 그것은 서슴지 않고 맥주라고 말할 수 있다.

맥주야말로 가장 영양이 풍부한 알코올 음료인 것이다. 어느 정도의 영양소가 포함되어 있는지 먼저 그 내용을 소개하기로 한다. 맥주 100g 중에는 단백질 0.4g, 당질 3.1g, 인 14mg, 칼슘 2mg, 나트륨 4mg, 비타민B 20.03mg 등의 영양소가 포함되어 있다.

모름지기 알코올 음료 중에서 비타민을 이렇게 많이 함유하고 있는 것은 아마 맥주뿐일 것이다. 맥주의 비타민은 효모에 포함되어 있는 것과 같은데, 신경통과 피부염의 예방에 도움이 되는 것으로 잘 알려져 있다.

맥주 애호가들이 걱정하는 것은 비만일 것이다. 이것도 옛날부터 전해 내려오는 이야기지만, 실제로는 맥주를 마셔도 살이 찌는 것은 아니다. 맥주 100g 중에 열량이 39kcal, 큰 병 한 병에 250kcal라는 것은 적은 숫자가 아니다. 그러나 알코올의 칼로리는 탄수화물의 칼로리와는 다르기 때문에 체지방으로 축적되는 일은 없으며, 거의가 체내에서 연소되므로 비타민과는 연결이 안 되는 것이다.

만일 '맥주를 많이 마셨기 때문에 살이 쪘다' 고 말하는 사람이 있다면, 실제로 그 사람이 살이 찐 원인은 고기를 너무 많이 먹은 탓일 것이다. 맥주의 성분인 보리는 향신료와 같이 식욕을 증진시키는 역할을 하기 때문에 충분히 가능한 일이다. 그 외의 맥주의 효과로서는 정신안정제, 정장제, 이뇨제의 역할도 있으며, 최근의 학설로는 심장 발작의 예방역할도 있다. 이런 것들을 미루어 볼 때 맥주는 '건강 알코올 음료' 라는 것을 알 수 있다.

그렇다면 어느 정도의 맥주를 마셔야 할 것인가? 무슨 일이든지 지나친 것은 안 하는 것만 못하다는 말이 있는 것처럼, 맥주도 10병, 20병씩 마신다면 몸이 망가지는 것은 자명하다.

　일반적으로 알코올 음료의 적당량은 어느 정도인가 하는 질문을 받으면, '극히 가볍게 살짝 취할 정도'라고 대부분 대답한다. 맥주도 마찬가지이다. 체질과 술에 대한 강도에 따라 일반적으로 말할 수는 없지만, 저녁 먹을 때 작은 병 한 병 정도 마시는 것이 좋다. 약한 사람이라면 더 작게, 강한 사람이라면 큰 병 한 병 정도가 적당량이 될 수도 있다.

## 술을 마신다고 해서 동맥경화가 일어나지는 않는다

　1977년에 동경에서 세계 심장학회가 열렸을 때, 두 사람의 심장병 전문가가 흥미 있는 발표를 한 일이 있었다.

　한 사람은 하와이 호놀룰루 심장 연구소의 케관 박사로 45세에서 68세까지의 성인 7,705명을 대상으로 6년 간에 걸쳐서 조사한 결과, 허혈성심질환(虛血性心疾患─심근경색이나 협심증)에 걸린 사람이 294명이 있었다.

　그리고 그들의 생활을 검토해 본 바에 의하면 동양

식 식생활을 하는 이는 걸리기 어렵고, 또 적당량의 알코올을 즐기는 사람일수록 허혈성심질환에 걸리는 비율이 낮다는 것을 알게 되었다.

또 한 사람은 핀란드의 니키라 박사이다. 박사의 보고는 케관 박사의 연구를 병리학적인 면에서 뒷받침하는 것이었다. 이미 잘 알고 있는 바와 같이 허혈성심질환은 혈관의 동맥 경화에서 일어난다.

동맥경화 중에 혈관의 벽에 콜레스테롤이 흰죽처럼 찰싹 달라붙는 아테롬성 동맥경화가 가장 위험성이 높으나, 이 동맥경화 예방에는 '알코올이 가장 적합한 음식' 이라고 한다.

알코올이 혈액 중에 HDL 콜레스테롤이라 불리며 혈관 벽에 부착하기 어려운, 좋은 콜레스테롤을 증식시키는 것이다. 이 콜레스테롤은 혈관 벽에는 부착하지 않을 뿐더러 혈관 벽에 붙어 있는 콜레스테롤을 잡아당겨 동맥경화를 막는 역할도 가지고 있는 모양이다.

아테롬성 동맥경화를 일으킨 혈관에 대해 알코올의 섭취에 의해 만들어진 선한 콜레스테롤이 적극적으로 일한다는 이유가 된다.

두 학자는 '적당량의 알코올이 동맥경화와 심근경색을 예방한다'고 결론을 짓고 있다. 단, 전술한 바도 있으나 적당량이란 것은 맥주라면 한 병 정도이다. 어디까지나 과음은 삼가야 하며, 음주운전은 하지 말아야 한다.


## 아무도 알지 못했던 뇌졸중의 유전성

여기에 두 마리의 쥐가 있다. 한 마리는 '뇌졸중이 자연 발생한 쥐'인 조금은 특수한 쥐로 고혈압을 가지고 있는 쥐를 몇 대에 걸쳐 교배함으로 낳은 100% 뇌졸중이 될 가능성을 가진 쥐이다.

또 한 마리는 아주 건강한 쥐이다. 이 두 마리의 쥐에게 염분을 탄 물과, 아무것도 타지 않은 물을 각각의 그릇에 넣어 동시에 준다. 그러면 어떻게 될까? 건강한 쥐는 아무것도 들어 있지 않은 물과 염분이 있는 물을 필요에 따라 마시는데, 뇌졸중을 가진 쥐는 아무것도 들어 있지 않는 물은 쳐다보지 않고, 한결같이 짠물을 마시고 있는 것이 아닌가?

이것은 이외의 일이었다. 이런 것을 볼 때 뇌졸중

인 쥐는 날 때부터 염분을 선호한다고 볼 수 있다. 대대로 내려오는 유전자가 짠 것을 즐기는 유전자로 구성되어 있다는 것이다.

이 연구를 통해서 본다면 뇌졸중을 일으키기 쉬운 집안내력과 그렇지 않은 집안이 있다는 것은 알려진 대로이다. 일반적으로 뇌졸중계의 사람은 거의가 같은 환경에 있기 때문이라고 생각되어져 왔으나 유전인자에 근본적인 문제가 있다는 것은 이러한 상식을 뒤집는 것이 된다.

그렇다면 '자신의 할아버지도, 아버지도 뇌졸중이었다'고 하는 사람은 비탄에 잠길지 모른다. 그와 같은 사람은 다음과 같이 생각을 해야 한다. 종이와 나무로 만들어진 집에서 살고 있어도 애당초 불조심을 하면 화재를 막을 수가 있다. 그러나 콘크리트 건물 안에 있으면서도 조심하지 않으면 큰 화재를 일으킬 수도 있는 것이다.

뇌졸중도 그와 같다. 뇌졸중에 걸리기 쉬운 체질, 즉 식생활에 있어서 염분을 정상인보다 더 많이 섭취하는 경향이 있다면 그것을 분명하게 자각하여 염분에 관해 남다른 주의를 해야 하며, 예방에 더욱 힘써야 할 것이다. 뇌졸중에 대한 대책은 빠르면 빠를수록 좋다.

따라서 뇌졸중이 많았던 가계라는 것을 알게 되면 어릴 때부터 염분제한에 힘쓰는 자세가 필요하다. '세 살 버릇 여든까지 간다'고 했는데, 처음부터 식생활을 그렇게 하면 뇌졸중은 충분히 예방할 수 있다.


## 저혈압이라고 해서 안심하는 것은 위험하다

우리 주위에서 흔히 보는 월간지들이 혈압에 관한 기사를 특집으로 다룰 때가 종종 있다. 어떤 때는 고혈압을 테마로 한 기사가 공통의 톱기사가 되기도 한다. 확실히 고혈압은 뇌졸중, 심근경색 등을 유발하는 최대의 원흉이며 가장 경계해야 할 성인병이다.

한편 이에 대해 혈압이 낮은 사람, 즉 저혈압증의 사람은 안전하고 장수할 수 있는 체질이라고 생각되어 왔다. 사실 가까운 사람들 중에 '나는 혈압이 낮기 때문에 뇌졸중은 걱정할 것이 없다'고 안심하는 사람이 많다.

이것은 터무니없는 오해이다. 저혈압은 고혈압과

마찬가지로 뇌나 심장에 치명적인 병을 초래하는 것이다. 그 위험성은 고혈압과 비교한다면 어느 것이 중하거나 경하다는 순서를 붙이기가 어렵다고 말해도 좋다.

저혈압증인 사람을 급습하는 뇌의 발작은 뇌혈전이라고 불리는 것이 많다. 이것은 혈압이 낮기 때문에 말초혈관의 혈류가 둔해져서 혈액이 응고되어 혈관을 덮어 버리게 되는 무서운 병이다.

혈압이 높은 사람에게 많은 뇌출혈-뇌 속의 혈관이 터져서 출혈하는 것-과 마찬가지로 일단 발작이 일어나면 생사가 왔다갔다하는 병이며, 어쩌다가 목숨을 구한다고 해도 반신불수 등의 후유증이 따라다니게 된다.

운동선수들이 흔히 일찍 죽는 원인의 하나는 스포츠맨에게 저혈압인이 많다는 것을 들 수 있다. 그들의 혈압은 격한 운동을 통해 몸이 앙양되어 있을 때가 좋은 것 같이, 어느 때는 낮은 상태로 유지되는 것이 보통이다. 그러기에 현역을 벗어나 스포츠를 그만두게 되면 즉시 저혈압이 되어 버린다. 그 결과 뇌경색(뇌혈전), 심근경색 등으로 어이없이 세상을 떠나는 사람이 많은 것이다.

　일반적으로 표준치보다 30~40mmHg 정도 낮으면 자신은 저혈압이라는 인식을 가지고 주의하면 좋겠다. 혈압의 급속한 저하는 그것만으로도 쇼크 증상을 가진다. 다쳐서 출혈이 심한 사람이 쇼크로 죽게 되는 이유는 대체적으로 이러한 경우이다.

　외과의사는 빈번하게 수술을 하는 편인데, 수술 중에 의사들이 가장 주의하는 것은 환자의 혈압이 지나치게 낮아지는 것이다. 혈압이 너무 낮게 내려가서 수술 중에 쇼크사 하는 경우는 어떤 확률보다 높게 나타난다. 그것과 반대로 혈압이 높을 때에는 그런 걱정은 없다.

　저혈압증의 환자는 소맥배아유(小麥胚芽油) 등으로 비타민E를 풍부하게 보급하는 것을 잊지 말기 바란다. 비타민E 사용자는 수술시에 피가 그치지 않는 경향이 있다. 즉, 혈액 응고가 어려운 것이다. 따라서 비타민E로 인해 혈액의 유동성을 높여 두는 것은 뇌혈전, 심근경색 등의 예방에 효과가 있다. 아무튼 혈압이 낮다고 하여 안심하고 있다면 목숨을 잃는 일이 있을 수도 있다는 것을 잊지 말기 바란다.

## 혈압을 낮춰준다는 사우나에 들어가서 죽은 사람

사우나에 가서 혈압을 낮춘다는 말을 종종 듣게 된다. 그런 말을 들을 때마다 나는 불안해진다. '이 사람은 올바른 사우나 이용법을 알고 있을까?' 하는 의심이 먼저 생긴다. 그것은 사우나에서 뇌출혈로 쓰러져 그대로 죽는 사람을 본 적이 있기 때문이다.

인간의 몸은 따뜻해지면 말초혈관이 넓어져서 혈압이 내려간다. 이것을 예를 들어 말한다면 파이프 안의 수압의 원리와 같은 것이라고 할 수 있다. 속에 있는 물의 양이 일정할 때 파이프가 굵어지면 수압이 내려가고 반대로 가늘면 올라가는 것이다. 운동을 하거나 사우나에 들어가면 혈관이란 파이프가 굵어지기 때문에 일시적으로 혈압이 내려간다.

그러니 사우나를 함으로써 혈압이 내려간다 하더라도 그것은 어디까지나 일시적이라는 것을 인식해 주기 바란다. 사우나에서 나와서 차가운 드링크로 목을 축이면 아주 상쾌해진다. 이것은 서서히 혈압이 올라가며 기분이 좋아지는 것이다.

어떻게 하든 결과적으로 혈압은 원 위치로 돌아온다. 그것뿐이라면 괜찮지만 뜨거운 사우나에서 나온

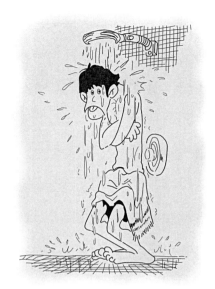
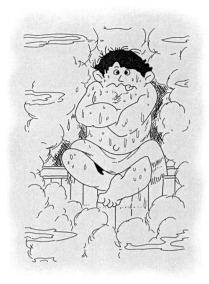

저혈압 환자는 목욕할 때 조심해야 한다

직후 차가운 샤워를 하고 갑자기 냉탕 속으로 뛰어드는 사람이 있다. 그럴 경우에는 넓혀진 혈관이 갑자기 수축하고 혈압은 일제히 상승해 버린다.

이것은 대단히 위험한 일이다. 특히 고혈압이 있는 사람이 이와 같은 행동을 한다면 최악의 경우에는 뇌출혈까지도 일으킬 수가 있다. 또 그것이 도화선이 되어 협심증과 심근경색으로 될 가능성도 충분히 있는 것이다.

고혈압을 가진 사람일지라도 사우나를 즐기는 사

람은 얼마든지 있다. 그런 사람에게 사우나는 위험하니 가지 말라는 것은 아니다. 사우나는 올바른 입욕법만을 알고 있으면 충분히 땀을 흘려도 상관없다. 다만 다음과 같은 몇 가지만 주의하면 된다.

먼저 너무 뜨거운 사우나에 장시간 들어가지 말아야 한다. 또 사우나에서 나온 직후는 절대로 찬물로 샤워를 하거나 냉탕에 들어가서는 안 된다. 그리고 음주 후의 사우나도 절대로 삼가야 한다.


## 야채주스에서 쇼크사가 일어난다

요즘에 와서 야채주스는 식탁에 없으면 안 되는 것으로 여겨지고 있다. 젊은 여성들은 미용 때문에, 중고교생들은 비만 방지를 위해 야채 주스만큼 안성맞춤은 없다. 야채주스는 비타민 A, C에 혈압을 내려주는 칼륨도 풍부하므로 혈압을 내리는 목적으로 마시는 사람이 많다.

그러나 지금처럼 젊은이로부터 노인에 이르기까지 누구나 분별 없이 야채주스를 마시는 것은 문제가 된다. 나이가 많고 저혈압이 있는 사람이 야채주스를 매일 마신다면 혈압이 지나치게 낮아지는 위험성이 있기 때문이다.

인간의 몸은 잘 만들어져서 영양소를 다소 과잉 섭취한다고 해도 그것을 배출함으로 밸런스를 취할 수 있게끔 되어 있다. 그런데 나이에 따라서 이러한 기능이 쇠퇴해져 간다.

만일 평상시 체내에 칼륨이 많은 사람이 그 이상의 칼륨을 취한다면 혈압이 너무 내려갈 뿐만 아니라 심장의 근육에 작용하여 쇼크사까지 일으킬 수도 있다. 특히 노인층에 저혈압증세가 있는 사람은 주의를 해야 한다.


## 초조한 사람은 암체질이 된다

현대의학은 눈부신 진보를 계속하고 있으나 때로는 옛날부터 전해오는 속담대로 그 속에서 진실을 찾아볼 수도 있게 한다. 이것은 모든 병은 마음에서부터 온다는 것을 증명하는 좋은 예가 된다.

위궤양의 큰 원인이 스트레스에 있다는 것은 누구나 잘 알고 있는 사실이다. 끊임없이 주위에 신경을 쓴다거나 사소한 일까지도 늘 신경을 쓰고 있는 사람들은 위궤양에 걸리기가 쉽다. 마찬가지로 암도 그렇다는 것을 최근의 실험결과로 알게 되었다.

미국의 펜실베니아 대학의 심리학과 교수인 비신티나가 실험을 했는데 그는 미국의 과학잡지 '사이언스'에 다음과 같은 논문을 발표했다.


수십 마리의 쥐에게 암세포를 이식하여 그것을 두 개의 상자에 나누었다. 하나의 상자에는 아무 장치도 하지 않고 또 하나의 상자에는 바닥에 금속판으로 전기를 흘렸다.

거기에 주기적으로 전기를 흐르게 했더니 그 순간마다 쇼크로 인해 쥐는 튀어 올랐다. 그것을 몇 번 되풀이한 뒤에 스트레스를 가한 쥐와 그렇지 않은 쥐를 같이 평상시의 사육상자 속에다 되돌려 넣었다.

그로부터 1개월 후에 쥐들의 암의 발생사항을 조사한 결과 평상시대로 사육된 쪽의 쥐는 35%의 발암률을 나타내었으나 스트레스를 가한 쪽은 75%에 가까운 발암률을 나타내었다.

이 수치를 그대로 인간에게 맞출 수는 없다고 할지라도 인간의 심리상태, 즉 초조하거나 병을 앓는 일은 암의 발생을 쉽게 한다는 것은 틀림없다.

얽매임이 많은 현대사회에서 스트레스와 무관하게 생활한다는 것은 어려운 일이지만, 일을 낙천적으로 생각하고 일과 사생활을 잘 활용하는 방법으로 생활 중에서 될 수 있는 한 스트레스의 원인을 적게 하는 것이 소중하다.


**알코올이 간장병을 일으키지 않는다**

간장병은 성인병으로서 술을 마시는 사람에게만 걸린다고 생각하는 사람이 많으나 그것은 잘못이다. 간장병의 대부분을 차지하고 있는 간염은 나이에 상관없이 여과성병원체로 인하여 일어나는 전염병이다.

여과성병원체에는 A형-유행성 감염-과 B형-혈청 간염-이 있으며, A형도 아니고 B형도 아닌 C형이라고 할 수 있는 여과성병원체(濾過性病原體)의 존재도 예측되고 있다. 그런데 그 중에 가장 대중적인 것이 B형이다.

B형간염의 감염경로는 세 가지로 나눈다. 첫 번째는 수혈로 인한 감염이며, 두 번째는 병원 내에서의 감염-혈액을 취급하는 일이 많기 때문에 감염이 쉽다-이고, 세 번째는 모자감염이다.

첫 번째와 두 번째는 HB항원-B형간염항원-의 유무를 검사함에 따라 어느 정도 예방할 수 있게 되었다. 그러나 세 번째인 모자감염은 수직감염이라고 하여, 모친이 여과성병원체를 가지고 있는 경우 자녀도 거의가 감염되는 것으로서 그 예방은 어렵다.

그것의 예방법으로는 생후 48시간 이내에 극히 제한된 조치만을 할 수 있을 뿐이다. 간염이 무섭다는 것은 급성간염으로 사망할 가능성이 있기 때문임은 물론 그렇지 않은 경우에도 간경화로 발전하는 경우가 종종 있기 때문이다. 한때는 가족 중에 환자가 발생하므로 가정 내력에 그 원인이 있다고 생각하고 있었다.

그러나 유전자로 인한 것은 아니라는 것이 명백해졌으나, 어머니로부터 아이에게로 몇 대에 걸쳐서 감염되며, 예방도 어려우므로 어떤 의미로는 유전병이라고 생각할 수도 있다.

## 간염은 키스로도 전염된다

영국의 의학잡지에 실린 보고서에 의하면 B형간염 환자 67명을 조사한 결과, 그 환자와 성관계를 맺은 사람이나 혹은 그 환자의 가족 중 40%가 간염에 감염되어 있었다고 한다. 40%라고 하면 인플루엔자의 감염율과 같다. 더욱 놀라운 것은 특히 동성애인 경우에 높은 감염율을 나타낸 것이다.

즉, 간염 바이러스의 보유자가 다섯 명을 상대로 섹스를 했다고 한다면 그 중의 두 명은 확실히 감염되는 것이다.

간염에도 A형, B형 등의 종류가 있는 것은 이미 전술한 바이나 A형은 증상이 그다지 무거운 것이 아니며 일시적인 것이 많아 중증이 되는 경우는 적다.

그런데 B형간염은 생명에 관계할 정도로 중증이 되는 일이 많으며, 감염이 되면 수일 내에 사망하는 경우도 있다. 그러한 의미로 간염은 매독, 임질, 비임균성요도염보다 무서운 성병이라고 할 수 있다.

섹스에 의한 감염이라고는 해도 가장 현저한 것은 타액을 통한 감염이다. 실제로 섹스는 하지 않는다고 해도 입맞춤만으로도 감염된다. 연인과 만나 즐긴 뒤

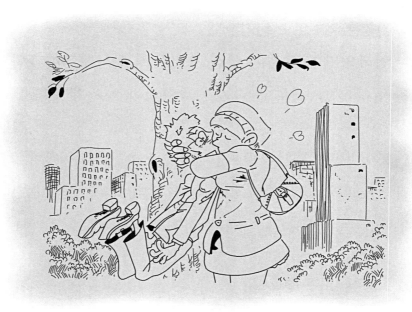

간염은 키스로도 전염된다

에 몸이 나른해지거나, 머리가 무거워지거나, 갑자기 술을 못 마시게 된다면 일단 간염을 의심해 보아야 할 것이다.

만일 부부 중 한쪽이 간염 바이러스를 가지고 있다면 성생활을 금지해야 한다. 간염에 걸려 죽기 싫으면 술좌석에서 잔을 돌리거나 낯선 상대와의 키스나 섹스는 삼가야 할 것이다.

## 육식과 간경화

애주가에게 간경화증이 많은 것은 사실이다. 그러나 그것은 흔히 말하는 것과 같이 술 그 자체가 원인은 아니며, 술을 마시는 방법에 문제가 있는 것이다.

술주정꾼 중에는 안주는 안 먹고 술만 마시는 사람들이 많다. 이유를 물어보면 '안주를 먹게 되면 술맛이 없어지기 때문'이라고 하기도 하고, '배가 부르면 술을 마실 수가 없으니까'라고 하기도 한다. 그 중에는 '안주를 많이 먹는 사람은 술꾼이 아니다'라는 등의 대답도 한다.

그러나 이것은 단순히 허세일 뿐이며 그와 같은 방법으로 술을 마신다면 당장에 간장이 상하게 될 것이다.

간장병 중에 특히 무서운 것은 간경화증이다. 간경화증은 간장병 말기에 간암으로 발전하는 수가 많으며 심하면 물론 죽는다. 그 치료방법은 간장 기능이 부활할 수 있는 재료, 즉 단백질을 보급하는 수밖에 없다.

미국의 간장병 연구가에 의하면 보통 사람에게 필요한 단백질의 양은 하루에 체중 1kg당 0.5~0.7g이상, 간경화증 환자의 치료로는 하루에 단백질 114g, 당질 365g, 지방 175g이 표준적인 양이다.

단백질만 말했을 때 하루에 114g을 쇠고기로 환산해 본다면 약 600g이다. 간경화가 되려면 매일 쇠고기 600g을 먹어야 한다는 것이다. '그렇지만 나는 아무리 술을 마셔도 몸은 걱정 없다'고 말하는 사람도 있다.

그것이 바로 간장병의 함정인 것이다. 간장 이외의 장기라면 그 능력의 30∼40%를 잃게 되면 기능을 다하지 못하게 된다. 심장 같으면 정지해 버릴 것이며 뇌라면 의식을 잃어 버릴 것이다.

그러나 간장은 약간의 이런저런 데미지를 받아도 바로 기능이 나빠지지는 않는다. 보통 50% 정도의 능력을 잃어도 몸에는 그다지 영향이 없다고 한다. 바로 간장을 '침묵의 장기'라고 부르는 이유이다.

따라서 자각증상이 나타나면 많은 부분이 상했으며, 거의 회복불능의 상태가 되어 있는 것이다. 간장병에서 몸을 건강하게 지키려면 술을 마실 때에는 반드시 양질의 단백질이 함유되어 있는 안주를 듬뿍 먹어야 한다. 술만 마시는 것은 엄금해야 한다.

## 간장병의 징후를 잘 알면 목숨을 건진다

간장병의 증상으로는 황달이 일반적으로 잘 알려져 있다. 그러나 황달이 왔기에 간장병이며, 간장병에 걸리면 황달이 온다고는 할 수 없다. 간장병의 증상으로는 눈언저리에 기미가 끼며, 안색이 어두워지고 대변색이 하얗게 된다.

반대로 대변이 검은색이 되는 경우도 있으며, 그 외에 남성이 갑자기 여성다워지는 증상도 있다. 유방이 부풀어오르기도 하며 젖꼭지가 검어지기도 하고, 가슴의 털이나 겨드랑이 털이 빠지기도 한다.

주위에 그런 증상을 보이는 사람이 있다면, '이놈이 남자야, 여자야?' 라며 핀잔을 주지말고 '너는 간장병인지도 모른다' 고 충고해 주어야 할 것이다.

간장의 역할 중의 하나는 여성 호르몬의 컨트롤 기능이 있는데, 간장에 장애가 일어나면 여성 호르몬 억제가 되지 않고 과잉 분비되기 때문에 남성이 여성스러워지는 것이다.

간장병의 전조로서 제일 많은 것은 쉽게 피곤해지는 것이다. 정상시의 피로라면 하룻밤 푹 자고 일어나면 피로가 가신다. 그러나 간장질환이 원인이 된 피로는 좀처럼 회복이 안 되는 것이 특징이다. 따라서 2~3일 지나도 피곤이 가시지 않을 때에는 일단 간장질환을 의심하고 정밀검사를 받아보는 것이 좋다.

그 외에도 손바닥 둘레가 붉어진다, 몸에 붉은 반점이 나온다(구미상혈관종), 벌레에 쏘인 기억이 없는데 몸이 가려워지는 증상 등이 간장병의 적신호인 것이다.

이상과 같은 징후가 나타나면 술과 담배를 삼가며, 수면시간을 충분히 취하고 단백질이 풍부한 식생활에 마음을 써야 한다. 그래도 개선이 되지 않는다면 의사의 진찰을 받아야 한다. 이때 간기능검사를 해보면 간염이나 기타 간장 이상을 알 수 있다.


**요통치료는 이제까지의 방법을 다 버려야 한다**

요통이란 두 발을 가지고 서 있는 인간에게 보이는 증상으로 네 발 가진 짐승들은 결코 이 병에 걸리지 않는다.

인간이 서서 걷기 시작한 것은 약 50만 년 전의 일

인데 그 이전에는 네 발이었을 것이다. 두 발을 가지고 걷게 된 후로부터는 두뇌가 현저히 진화하기도 하고, 손가락이 놀랍게 발달을 하여 섬세하게 움직이게 되었다.

그러나 발달을 한 기관이 있는 반면에 장기나 골격은 네 발을 가진 시대 이래로 변하지 않고 있다. 예를 든다면 늑골은 네 발로 기어다니던 때의 장기를 보호하는 듯한 위치에 있으며, 복근도 네 발로 기어다녔을 때처럼 배가 내려가지 않도록 하는 형태로 만들어져 있다.

이것이 인간이 네 발로 다니던 시대였던 때와 비슷한 구조를 하고 있는 것이다. 네 발로 다니던 동물로 있다가 두 발로 서 버린 것인데, 그렇다면 어떤 잘못된 점이 생기게 되었을까?

노인들의 척추뼈를 조사해 보면 모두라고 해도 좋을 만큼 제일 아래의 추골이 찌그러져 있다. 왜냐 하면 그 뼈는 오랫동안 체중을 지탱해 왔기 때문이다. 그러니 젊을 때와 비교해 보았을 때, 나이를 먹으면 키가 작아진다는 것이 사실이다. 찌그러진 뼈의 양만큼 오그라들기 때문이다.

만일 지금까지도 인간이 네 발로 걷는다면 절대로 키가 줄어들지는 않았을 것이다. 요통의 경우도 오랫동안의 척추를 지탱하고 있던 부담이 나이를 먹음에 따라 한계에 달해 일어나고 있는 것이다. 즉, 요통은 인체구조상 나이를 먹으면 일어나야 할 일이 일어나고 있는 병이라고 할 수 있다.

허리가 아플 때 옆으로 누우면 통증이 가시는 것은 척추에 기대어진 부담이 가벼워지기 때문이다. 만일 자신이 요통으로 고생하고 있다면 외출할 때에는 무리를 할 수밖에 없다 하더라도 집안에서는 가능하면 네 발로 기는 것처럼 움직여야 할 것이다. 거실에 TV를 보러 갈 때나 책을 가지러 갈 때에도 곰이 움직이는 것처럼 어슬렁어슬렁 기는 것이다.

중국에는 고대로부터 '오금희'라고 하는 동물의 동작을 흉내내는 것으로 허리를 강하게 하는 건강법이 있었으며, 요가 동작 중에서도 '사자 포즈', '코브라 포즈' 등이 있다.

이와 같이 동물의 흉내를 냄으로써 건강을 얻게 된다고 하는 것은 옛날부터 전해 내려온 지혜라고 해도 좋을 것이다.

## 위산과다를 일으킨다는 상식은 거짓

위는 음식을 장으로 보내는 역할을 하는데, 속이 비면 맹렬히 운동하여 위산을 분비하게 된다. 위산의 양이 너무 많아지는 것이 위산과다이며, 가슴앓이의 원인이 되기도 한다.

위궤양일 때에도 공복이 되면 위가 아프고 식사를 좀 하면 낫는 경우가 있다. 이것은 위 속에 음식물이 있을 때에는 위산의 분비가 억제되고 위가 비교적 얌전한 상태에 있기 때문이다.

위산과다의 경우도 같은 것으로 예를 들어 떡, 튀김, 돈까스, 우유 등 말하자면 포만감을 주는 것을 먹으면 위안에서 장시간 머물기 때문에 위의 상태도 좋아진다. 위 상태가 나쁘다고 걱정하며 소화되기 쉬운 것을 먹는다며 흰죽 등을 먹는 것은 결과적으로 역효과가 되어 버린다.

유럽에서는 옛날부터 습관적으로 위가 아플 때에는 부드러운 쇠고기를 먹는 경우가 많은데 이것도 같은 이치이다. 만일 위산과다가 되었을 때는 구운 육류나 로스구이, 또는 스테이크 등 무엇이든지 조금이라도 좋으니 육류를 먹어야 한다. 그렇게 하면 위의 상태가 좋아질 뿐만 아니라 영양과 스태미나가 붙어 실로 일석이조라고 할 수 있다.


## 운동 중에 물을 마시지 말라는 것도 잘못

무더운 날씨에 만원 버스만큼이나 불유쾌한 것은 없다. 샐러리맨들은 모두 경험했으리라고 생각되지만, 손발조차도 자유롭게 움직일 수 없는 밀실 속에서 얼굴, 등 할 것 없이 온 몸에서 비 오듯 땀이 흐르기 때문이다.

마음을 단단히 먹고 몸을 움직였을 때에 맡게 되는 땀 냄새는 사우나에서 흘리는 상쾌한 땀과는 질적으로 다른 것이다. 차에서 내린 뒤에도 축축한 셔츠가 피부에 달라붙는 감촉은 기분 나쁜 것이다.

그런 이유로 출근 전에 땀이 나는 것을 예방하기 위해 될 수 있는 한 수분을 섭취하지 않으려고 신경을 쓰는 사람도 있다. 그러나 물과 차를 마시지 않아도 역시 땀은 난다. 의외의 일이라고 생각할지는 모르지만 수분을 많이 취하건 적게 취하건 간에 땀의 양과는 전혀 관계가 없다.

땀이 나는 데에 관한 '상식의 거짓' 중 또 하나는 운동 중의 수분 섭취 문제이다. 평소에는 하루에 1ℓ 가까이 땀을 흘린다고 한다. 그리고 보통 한 시간을 뛰면 약 1ℓ를 흘리게 된다고 말하고 있다. 그런데 이와 같은 운동 전후에 물을 마시는 경우는 대단히 적다.

이것은 운동 중에 수분을 공급하면 '땀을 많이 흘리게 되니 흘린 만큼 피곤해진다' 거나 '뱃속이 출렁거려서 경기리듬이 깨지게 된다' 고 하면서 금하고 있기 때문이다. 그러나 이것은 분명히 잘못된 것이다. 특히 격한 운동을 한 후에 나타나는 탈수증상이 훨씬 위험한 것이다. 종래부터 행하는 연구 데이터에서도 운동 중에 수분을 공급하는 것이 제한을 하는 것보다 좋다는 기록이 있는 것에서 알 수 있다.

수분에는 근육에 산소와 영양소를 운반하는 동시에 노폐물을 운반하는 역할이 있다. 덧붙인다면 운동 중에 가장 이상적으로 물을 취하는 방법은 먼저 몸을 움직이기 전에 충분한 물을 먹고, 운동 중간쯤에 또 먹으며, 운동이 끝났을 때에도 공급하는 방식으로 해야 한다.

땀을 흘리는 것은 열로 변한 에너지를 피부에서 방

출하려는 것이다. 바로 몸의 정상적인 활동이다. 체온을 조절하기도 하며 피부의 건조를 막기도 하는 것이지, 결코 체내의 수분을 조절하는 것이 아니다.

체내의 수분을 조절하고 있는 것은 신장이다. 그러니 수분을 취함으로 다른 점이 생기는 것은 소변의 양일뿐이며 땀의 양에는 아무런 변화가 없는 것이다.


## 오래도록 잔다고 해서 피곤이 가시는 것은 아니다

인간이 어느 정도나 잠을 자지 않고 견딜 수가 있을까? '기네스북'에 의하면 가장 길게 잠을 자지 않은 기록으로는 1977년 영국의 모린 웨스트라는 여성이 세운 것으로서 499시간이었다. 즉, 18일하고도 17시간을 안 잔 것이다.

실제로 수면 연구가가 입회한 이래로는 피터 트립이라고 하는 뉴욕의 디스크 자키가 200시간, 즉 8일하고 8시간을 잠을 자지 않고 계속 마이크를 잡고 있었다는 기록이 있다.

잠에는 깊은 잠인 올소수면(숙면)과 옅은 잠인 로즈수면(선잠)이 있다. 효과 있는 일을 하기 위해서는 올소수면, 즉 숙면하여 머리를 완전히 쉬게 하는 것이 필요하다. 로즈수면을 장시간 오래 취하는 것보다 올소수면을 단시간에 취하는 편이 잠에서 깬 후로부터의 일을 훨씬 효율적으로 할 수 있다고 말할 수 있다.

다른 사람이 잠자고 있을 때 올소수면상태인지 로즈수면상태인지를 간단하게 구별하는 방법이 있다. 눈꺼풀을 손으로 약간 올려 보면 올소수면상태일 때에는 안구가 움직이지 않지만 로즈수면일 때에는 안구가 왔다갔다한다.

올소수면은 뇌가 피로회복을 취하고 있을 때이며 로즈수면은 뇌에 들어간 정보를 정리하고 있을 때, 즉 꿈꾸고 있는 상태이다. 흔히 잠자고 있을 때에 생각지 못한 기발한 아이디어가 번쩍번쩍 떠오른다는 사람도 있는데, 이것은 로즈수면일 때의 일이다.

일반적으로 하룻밤 사이에 네 번 정도 올소수면과 로즈수면이 교차된다고 한다. 잠이 들면 올소수면상태가 되는 경우가 많으며, 그 때문에 '초저녁 잠이 깊다'는 말이 있는 것이다.

녹초가 되다시피 피곤한데도 불구하고 짧은 시간 동안 수면을 취할 수밖에 없는 경우도 있다. 그럴 때는 '수면부족으로 몸도 무겁다' 는 사람이 있으나 반드시 그렇다고 한정된 것은 아니다. 흔히 피로가 심하면 수면시간의 대부분은 올소수면이 자리잡고 있으며, 극히 깊은 잠에 들어가는 것이다.

짧은 시간일지라도 깊이 잠들 수 있다면 장시간 동안 옅은 잠을 자는 것보다는 피로회복에 효과가 크다. 또한 올소수면을 하면 머리도 맑아진다.

나폴레옹은 하루에 세 시간밖에 안 잤다고 한다. 단시간의 수면일지라도 질이 좋다면 피로도 빨리 풀리게 되며 머리도 개운해지는 것이다.


**근시인 사람은 노안이 되지 않는다는 것은 거짓**

흔히 말하는 것이지만 멀리 있는 것이 잘 보이는 사람—원시—은 빨리 노안이 되며, 반대로 근시인 사람은 노안이 되지 않는다고 한다. 과연 그럴까?

현실적으로 젊었을 때 눈이 좋다고 자랑했던 사람일지라도 나이를 먹음으로 대부분은 돋보기 신세를 지게 된다. 그런데 근시인은 늙어도 돋보기 없이 살고 있는 사람이 많다.

이 일은 우리들에게 '근시를 가진 사람은 노안이 잘 안 된다'고 생각하게 한다. 그렇다면 그 진위를 밝혀야 하는데 그 전에 먼저 근시와 노안의 메커니즘에 대해 조금 접근해 보기로 하자.

인간의 눈을 카메라와 비교해 보면 렌즈에 해당하는 것이 각막과 수정체이며, 필름이 망막, 조리개는 홍체, 핀트는 모양체라는 조직으로 되어 있다. 멀리 볼 때에는 모양체근이 수축되고 수정체의 두께가 두꺼워진다. 이렇게 해서 핀트를 조절하는 것이다.

근시는 모양체근의 이상으로 인해 상을 눈의 바로 앞에 매듭지어 버리는데, 그 결과 멀리 있는 것이 보이지 않는 상태를 말한다. 그리고 그 반대가 원시이다.

그러면 노안이란 무엇인가?

나이를 먹음에 따라 수정체 자체가 탄력이 없어지고, 아무리 모양체근이 늘어진다거나 수축된다고는 해도 수정체는 두꺼워지거나 엷어지거나 하지 않게 되는, 말하자면 핀트가 무한대인 상태로 되는 것을 말한다.

노인을 관찰해 보면 누구나 알 수 있듯이 노안인 사람은 가까운 것이 잘 보이지 않으므로, 신문이나 편지를 읽을 때에도 손을 쭉 뻗고 눈에서 될 수 있는 대로 멀리 떨어뜨려 놓고 읽는다. 이런 광경은 노안인 사람에게서 보이는 독특한 포즈라고 하겠다.

그런데 근시가 있는 사람이 노안이 되면 비교적 가까운 것을 보기 쉽기 때문에 그런 자세를 취하지 않는다. 그 때문에 마치 노안이 안 되고 있는 것 같은 착각에 빠지게 되는 것이다. 그러나 그것은 겉보기에만 그렇게 보이는 것이지 실제로는 노안이 되어 있다. 말하자면 정확하게 근시인은 노안이 되었어도 가까운 것은 비교적 쉽게 본다고 할 수 있다.

## 누구도 말하지 않았던 백내장의 원인

요즘의 젊은이는 남자나 여자나 할 것 없이 마음에 드는 셔츠를 입는 것 같은 느낌으로 선글라스를 쓰게 되었다. 비싼 것부터 길거리에서 파는 싸구려까지 종류도 다양하다.

선글라스의 원래 목적은 강력한 햇빛으로부터 눈을 보호하기 위한 것이었는데, 지금은 젊은이들의 사치품이 되어 있기도 하다.

그러나 젊은이들이 아닌 중년층이야말로 선글라스를 써야 하는 세대이다. 선글라스는 급증하는 노인들의 백내장을 예방하기 때문이다.

백내장은 안구의 렌즈에 해당하는 부분-수정체-이 하얗게 혼탁해져서 잘못하면 실명되는 병인데, 확실한 원인을 알 수 없었다. 그러나 최근의 연구에 의해 자외선이 원인인 것으로 밝혀졌다.

백내장은 용광로나 유리공장에서 일하는 사람, 대장장이, 용접공들에게 많은 것으로 알려져 있다. 쇠를 뜨겁게 해서 녹아 내리게 할 때에 자외선이 방출되는데, 이것이 오랜 기간 동안 축적되면 수정체 중에 있는 수용성 단백질이 변화되어 딱딱하게 굳어져 백내장이 되는 것이다.

젊은이들은 태양광선을 쬐어도 그다지 축적되지 않지만 나이를 먹으면 먹을수록 축적이 쉬워진다. 그러므로 중년이 되면 외출할 때에는 백내장 예방을 위해 선글라스를 쓰는 것이 좋다.

물론 싸구려는 효과가 없다. 패션 선글라스 중에는 자외선을 차단할 뿐만 아니라 시계가 나빠지는 양만큼 동공을 넓게 하여 더 센 자외선을 받아들이게 하기도 한다. 그래서 역효과가 되어 버리기도 한다.

만약 사용하게 된다면 안과에서 시력검사를 받은 후에 안경점의 상담을 거쳐서 올바른 선글라스를 선택하는 것이 바람직하다.


## 변비는 성격을 바꾼다

변비를 호소하며 병원 문을 두드리는 여성들이 많다. 나도 심한 변비환자들을 자주 보게 되는데, 환자와 접함에 있어 최근에는 재미있는 경향을 알게 되었다. 그것은 심한 변비를 호소하는 여성의 절반 이상이 이혼 경험자이거나 혹은 이혼 소송 중이었던 것이다.

이 사실은 의사들 사이에서도 자주 화제에 오르는 것이며 이미 정설이 되어가고 있다. 그런데 문제가 되는 것은 '성격이 맞지 않아서' 라며 이혼을 하는 것이다.

이혼 사유로 정해진 것 중에서 성격 불일치란 말처럼 애매한 것은 없다. 의사들의 세계에서 한때 잘 쓰기도 했던 '심장마비' 라는 말과 같은 것으로, 원인을 분명하게 알지 못할 때에는 아무런 생각 없이 남발했던 용어이다.

그러나 그 '성격의 불일치' 란 실은 성격적, 정신적인 문제뿐만 아니라 육체적 문제도 있는 것이다. 그것이 바로 변비에서 오는 것이었다고 한다면 해결이 불가능한 것도 아니다. 나는 '이혼하려는 사람들에게 잠깐만 기다려 달라' 고 말하고 싶다.

변비를 일반적으로 대단한 병이라고 생각하지는 않지만 그냥 웃어 넘길 수는 없는, 본인에게는 실로 고통스러운 심각한 질환이다. 그 중에 소화기계의 구조가 변비형이 되어 있는 사람이 있다. 그와 같은 사람들은 '습관성변비증' 이라고 부르는데 남성의 4%, 여성의 10%가 그렇다고 알려져 있다.

원인은 선천적인 것과 후천적인 장의 유착으로 일어나는 경우가 있으며 다르게는 결장증후군이라고도 일컬어지고 있다. 이러한 사람들은 두통, 어깨통, 권태, 불면증, 식욕부진, 구취, 위장병 등 온갖 양상의 증상을 갖고 있으나 그것들은 점차 성격이변으로 연결되어지는 것이다.

나중에는 초조해 하거나, 화를 잘 내거나, 갑자기 침울해지거나, 무엇을 해도 의욕이 없어져 버린다. 남편, 혹은 아내가 이와 같은 상태에 있으면 당연히 부부사이가 나빠져 결국은 극단에 이르게 되며, 이윽고 '성격의 차이'로 변해 버리는 것이다.

사람의 평균적인 대장의 길이는 약 1.5m정도인데 변비증인 사람은 2~2.5m가 될 경우도 있다. 대장이 길다고 하는 것은 변의 통과 시간이 그만큼 길어지며, 그 결과 장이 수분을 더 많이 흡수해 버려서 변이 굳어지게 된다. 그러므로 심한 변비증을 고치기 위해서 수술로 대장을 잘라 버리는 사람이 있을 정도이다.

평소 변비를 해소하는 방법으로서는 설사약을 이용하거나 관장을 시키는 것이 일반적이지만, 어느 것이든 습관성이 되기 쉬우며 그다지 권고할 만한 것은 못 된다.

그래서 손쉽게 할 수 있으며 즉효성이 있는 '변비 해결책'을 알려드리고자 한다. 그것은 '물관장'과 같은 원리로 적절하게 용변을 보는 것이다.

왜 남편이나 아내의 성격이 저토록 달라졌을까 하고 심각하게 이혼을 생각하고 있는 사람에게도 사랑스러움에 못 견디도록 달콤했던 시절이 있었을 것이다. 변비를 고침으로 그토록 멋졌던, 달콤했던 시절이 되돌아올지도 모르니 다시 한 번 재고해 보고, 상대방의 건강진단도 해보는 것이 좋다. 이혼문제는 그 후에 생각해도 늦지 않을 것이다.

### 누구도 말하지 않았던 상식, 운전기사의 빈혈증

매일 끊임없이 일어나는 것 중의 하나가 교통사고이다. '교통전쟁', '교통지옥' 등의 말이 나올 정도로 옛날에 비해 최근에는 교통난이 더 심해진 것 같다. 교통사고의 원인 중 음주운전과 비슷한 수치가 바로 졸음사고이다.

졸면서 운전하는 이유는 많은 경우가 밤새워 노름을 했거나, 지나치게 놀았거나, 과로했거나, 약을 복용한 것 중의 하나인데, 대부분이 수면부족으로 오는 것이라고 하겠다. 그러나 최근 교통사고의 원인분석에 의하면 졸음사고의 대부분이 뇌빈혈과 최면상태에 의한 일시적인 의식상실이 원인이었다는 것을 알게 되었다.

예를 들어 고속도로를 달리고 있다고 하자. 하얀 라인이 끊임없이 뒤로 물러서고 세워져 있는 가로등이 일정한 방향으로 지나간다. 즉, 운전자의 뇌는 장시간 동안 같은 리듬의 자극이 주어지고 있는 것이다.

이것은 최면술을 걸때의 방법과 같다. 이 단조로운 리듬의 자극을 되풀이하고 있는 동안 일종의 최면상태에 들어가 버리는 것이다. 그것이 '하이웨이 최면'이라고 불리는 무서운 현상이다.

운전 중의 마귀라고 불리는 잠과 또 하나 잊어서는 안 될 것이 뇌빈혈이다. 장시간 앉아서 운전을 하고 있으면 발목에 양발의 고무줄 자국이 뚜렷해지도록 발이 부어 구두가 꽉 끼이는 경험을 누구나 했을 것이다. 이것은 혈액이 발에 모여 부어 올라 버린 것이다.

체내의 혈액은 항상 순환하고 있다. 걷고 있을 때에는 걷는 것이 펌프질 같은 일을 하여 발의 혈액을 위로 올려주기 때문에 그다지 발이 붇지 않는다. 그러나 장시간 앉아 있으면 이와 같은 펌프질 작용이 없기 때문에 혈액이 발에 그대로 정체해 버리며 발은 붇는다.

그러기에 플라톤이나 아리스토텔레스 같은 고대 철학자들은 논쟁을 할 경우, 항상 머리를 차갑고 냉정한 상태로 두기 위해 걸어다니면서 자설(自說)했다고 전해질 정도이다.

운전자의 발에 피가 모이게 되면 당연히 머리 쪽의

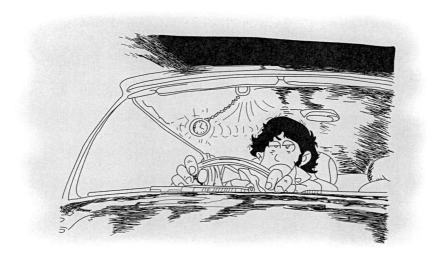

혈행은 나빠지게 되며 점차 뇌빈혈이 된다. 거기에다 도로의 단조로움과 최면상태를 생각한다면, 자동차는 달리는 요람이라고 말해도 과언이 아닐 것이다. 그러나 그것은 지옥으로 달리는 요람이다.

차를 운전할 경우, 특히 장거리 드라이브는 한두 시간 정도 달리면 차를 세우고 밖으로 나가서 무릎을 굽혔다 폈다 하는 운동을 하고, 커피 등을 마시며 기분전환을 꾀하여야 한다.

### 털을 깎으면 더욱 짙어진다는 것은 틀린 말이다

여름은 여성에게 있어 일이 하나 더 생기는 계절이

기도 하다. 털을 손질해야 하기 때문이다. 그 방법으로는 제모 크림을 바르거나 면도를 하는 등 여러 가지가 있으나, 그 중에서 '면도를 하면 점점 더 짙어진다, 그래서 싫다'고 하는 여성들도 많다.

또 남성 중에 수염이 짙으면 남자답다고 하여 자란 털을 면도칼로 자꾸 깎아내어 진하게 하려는 사람도 있다.

그러나 정말 면도칼로 깎으면 그 털이 더 짙어질까?

체모를 현미경으로 보면 털끝은 뾰족하며 모근에 가까울수록 굵어져 있다. 거꾸로 말하면 털의 끝은 모근에 비해 제법 가늘어져 있다. 그 체모를 면도날로 밀면 털의 끝이 없어지며 모근 부분이 마치 나무를 잘라 버린 것처럼 보이기 때문에 전체적으로 짙게 느껴지는 것이다.

털에는 모주기(毛週期)가 있어서 일정한 시간이 지나면 자연적으로 빠지고 또 새로운 털이 생기게 된다. 그렇기 때문에 밀어낸 뒤에 굵게 보이는 털도 점차 자란 후에는 빠지고 털 끝이 가느다란 새털이 나게 된다.

이와 같이 체모는 면도날로 밀면 밀수록 짙어진다는 말은 거짓이므로, 그것을 걱정하여 면도칼을 쓰거나 쓰지 않는다는 것은 무의미한 것이다.

## 지금의 모발보호법으로는 대머리가 되는 것이 당연하다

머리카락이 빠져서 엷어지기 시작한 남성이 '두피에 자극을 주면 머리카락이 더 빠지는 것이 아닐까? 그러니 자주 머리를 감지 않는 편이 좋을 것'이라고 생각하고 머리 감는 횟수를 줄이거나 부지런히 발모제를 바르기도 한다.

그러나 되레 그와 같은 사람에 한해서 머리카락이 몽땅 빠지며 대머리가 되기 쉬운 법이다. 머리카락이란 피부의 일부이며 항상 신진대사가 되어야 하는 것이다. 피부는 때가 되어 떨어지고 밑에서 새 피부가 나오게 되어 있으며, 머리카락이 빠지면 새 것이 다시 나게 되어 있다.

피부를 아름답게 가꾸기 위해서는 세균에 감염되지 않도록 깨끗이 해두는 것과, 일정한 자극을 계속적으로 주는 것 등 두 가지가 있다. 그렇게 하지 않으면 약간의 자극에 대해서도 피부가 약해지며 곧바로 염증이 생기기도 하고 습진에 걸리기도 한다.

머리카락도 마찬가지이다. 자극을 주지 않으면 신진대사가 활발하지 못하여 빠지기만 하고, 새로운 머리카락이 나지 않는다. 또 두피는 유분과 찌꺼기가

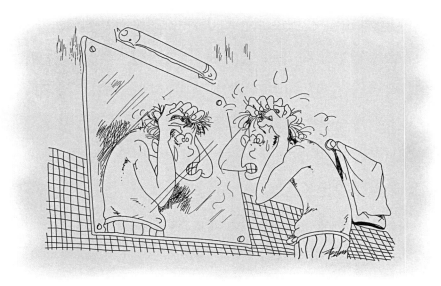

한 곳에 모이기 때문에 자주 감고 청결하게 하지 않
으면 잡균이 증식하기 쉽다. 그 결과 머리카락이 상
하고, 빠지는 양도 많아지는 것이다.

만일 머리카락이 적어져서 대머리에 신경이 쓰이
기 시작하면, 머리카락을 잡아당기거나 두피 마사지
등 적당한 자극을 주어 신진대사를 활발하게 해주어
야 한다.

'대머리를 솔로 피가 나도록 문질러 주었더니 새
로운 머리카락이 자라더라' 라는 기사가 주간지에 실
린 적이 있었다. 이 이야기의 진위는 알 수 없으나 두
피에 자극을 주는 편이 모발을 위해서는 좋은 것임은

확실하다.

머리를 감을 때에는 손바닥으로 원을 그리듯이 두피를 문질러 주거나 손끝으로 지압을 해도 좋다. 그러나 손톱을 세워 감으면 두피가 상하기 때문에 주의를 요한다. 가마 부근에는 먼지가 많이 쌓이는 곳이므로 섬세하게 문질러 주어야 한다.

평소 일주일에 세 번 정도 머리를 감는 것이 좋다. 머리털과 아이는 과보호로 키우면 장래에 반드시 적신호가 온다.


## 콘돔을 사용하면 유방암이 생긴다

세계에서 가장 많이 사용하고 있는 피임기구가 콘돔인 것은 잘 알려져 있다. 그 이유는 사용법이 간단하며 여성에게 위험성이 없고 비교적 피임 성공률이 높다는 것을 들 수가 있다.

그런데 콘돔을 사용하여 성생활을 했을 때 여성은 유선염과 유방암에 걸릴 가능성이 있다는 설에 대해 알고 있는가? 이 설은 동경대 명예교수가 주창한 것으로, 보고에 의하면 유선염 환자의 63%가 콘돔에 의한 피임을 행하고 있었다고 한다.

유선염이란 유선조직에 증식하는 병인데, 40세 전후에 많으며 한쪽에 생기기도 하고 양쪽에 몽골몽골 만져지기도 한다. 사람에 따라서 하나 또는 여러 개가 만져지기도 하며, 누르면 아프다는 사람도 있다. 통증은 보통 월경 전에 일어난다. 그런데 이 유선염이 유방암에 이르게 되는 징조라고 생각하고 있는 학자도 있다.

그 교수가 유선염환자의 뇨 중의 성호르몬을 조사해 본 결과 102명 중 67명, 즉 65.8%는 안도르겐-남성 호르몬-의 부족이었다. 더구나 에스트로겐-난포호르몬-에 대해서 64.8%는 과잉이란 결과가 나왔다. 이것으로 유선염환자는 양성(兩性) 호르몬의 밸런스가 불균형한 것으로 판명되었다.

그렇다면 왜 콘돔을 사용하면 성호르몬의 밸런스에 이상이 생기며 유선염을 일으키기 쉬워지는 것일까? 교수의 설명에 따르면 콘돔을 사용해서 성생활을 하면 실패하지 않는 한 남성의 분비물은 여성 체내에 흡수되지 않는다. 그 때문에 뇌하수체(腦下垂體)에서 성선계(性腺系)에 걸쳐 변화가 일어나며, 호르몬의 언

밸런스가 생기는 것이라는 말이다. 콘돔의 사용에도 주의를 기울여야 한다는 것이다.

**자궁암의 원인은 남편의 포경에도 문제가 있다**

회교도에게 자궁암의 발생률이 극소한 것은 종래로부터 각 국의 조사에 의해 잘 알려져 있다. 그 이유로는 회교국가에서는 남자가 출생하면 '할례'라고 하는 남성기의 포피를 잘라 버리는 의식을 행하기 때문이라고 짐작되고 있다.

말하자면 포경수술을 갓난아기 때에 행하고 있는 셈이 된다. 그렇게 하면 포피에 때가 끼지 않고 언제나 청결한 상태로 보존이 된다.

즉, 회교도에게 자궁암이 적은 것은 남성의 성기가 청결하기 때문이라고 할 수 있다. 다시 되돌아가서 말하자면 포피에 때가 낀 성기야말로 자궁암 원인의 하나인 것이다. 포피의 때 중에는 발암물질이 포함되어 있다고 지적되어 있다.

최근 자궁암은 유방암과 같이 격증되고 있는 암이다. 그 원인이 완전히 규명된 것은 아니지만 성생활,

그것도 남성 성기의 불결함으로 인해 일어나고 있는 것은 아닌가 하는 점이 종종 보도되기도 한다. 이것은 남성에게 있어서도 쉽지 않은 문제이며, 자궁암이 여성만의 병이라고 하여 모른 척할 수도 없는 일이다.

자궁암에는 그 입구가 되는 경부암과 깊숙한 곳에 만들어진 체(體)암이 있는데, 대부분이 경부암이다.

자궁경부암과 섹스와의 인과관계를 뒷받침하는 데이터는 최근에 미국 산부인과 의사들의 조사로 인해 명백해졌다. 그 조사에 의하면 자궁경부암의 경우 가장 걸리기 쉬운 연령층은 40대 후반이며, 특히 아이를 많이 낳은 여성에게 많은 것으로 나타났다. 또 이른 시기부터 성관계를 가진 사람에게 많다는 보고도 있다.

한편 발병 확률이 적은 사람은 아이를 낳은 경험이 없는 사람과 성관계가 적은 사람이라는 것이다. 이 조사에서 자궁경부암이 성생활이나 출산과 깊이 연관되어 있다는 것은 명백하게 밝혀졌다.

더욱이 자궁경부암에 걸린 여성의 남편을 조사해 본 결과 약 60%는 포경상태였다는 데이터도 보고되어 있다. 포피절제(包皮切除)수술은 일반적으로 조루(早漏)를 고치기 위한 경우가 많으나, 여성의 자궁암

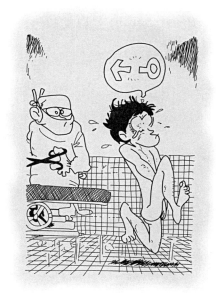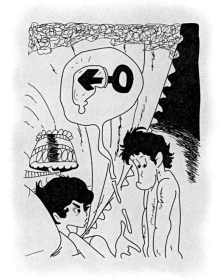

자궁암을 일으키는 뜻밖의 요인

예방에도 중요하다. 5분도 안 걸리는 간단한 수술이
므로 하는 것이 좋겠다.

자궁암이든 유방암이든 그 원인은 일단 남성들도
영향을 끼치고 있으니 남성은 사랑하는 여성을 위해
부디 성기를 깨끗이 해두지 않으면 안 된다.


### 치조농루를 막는다는 거짓

치조농루(齒槽膿漏, 치근에 고름이 고이는 상태)라는

것은 치근, 정확하게 말한다면 치조라고 하는 이의 근이 머물고 있는 곳에 피의 순환이 나빠지고, 신진대사가 활발하지 못해 염증이 생기고 고름이 나와 이가 빠지는 병이다. 즉, 치조농루가 되지 않기 위해서는 항상 잇몸(치경)의 혈행이 잘되도록 하여 신진대사가 정상적으로 행해져야 한다.

혈액 임파선액이라고 하는 체액의 순환을 잘되게 하려면 적당한 압력과 자극을 가해 주어야 한다. 부드러운 것만 먹고 있으면 자극을 가하는 일이 없기 때문에 도리어 치조농루에 걸리기 쉽다.

일본 북해도대학 치학부의 한 교수에 의하면 야생원숭이는 절대로 치조농루에 걸리지 않으나, 사람이 사육하고 있는 원숭이는 치조농루에 걸린다는 것이 밝혀졌다. 이것은 야생원숭이는 딱딱한 것만 먹지만, 사육되는 원숭이는 불로 굽거나 익힌 부드러운 먹이를 먹기 때문에 잇몸이 약해져 버리기 때문이라는 것이다.

치조농루를 예방하기 위해서는 야생원숭이와 같이 딱딱한 것을 씹을 필요까지는 없다고 하더라도 잇몸운동이 되는 것을 적당하게 먹는 일과 이를 닦는 올바른 법을 알고 있어야 할 것이다.

## 코털 하나도 죽음의 원인이 된다

한가할 때 콧속의 털을 뽑는 버릇이 있는 사람이 있다. 버릇이라고 해서 본인은 아무렇지 않게 여기겠지만 의사의 입장에서 본다면 그것만큼 무서운 일은 없다.

애당초 콧속이란 잡균의 소굴이다. 특히 황색포도상구균이라고 하는 질이 나쁜 세균이 얼굴에 자리잡고 있어서, 약간의 상처가 발견되면 그 속으로 침입하여 화농을 일으켜 버린다. 코털을 뽑은 뒤에도 주의해야 할 것은 화농만 되어 그치면 다행이지만, 잘못 되면 패혈증(敗血症)이 되어 죽는 사람까지 있을 수가 있다.

또 패혈증과 같이 상처에서부터 감염되어 사망하는 대표적인 질환으로 파상풍이 있다. 파상풍(破傷風)에 걸린 사람을 보면 큰 상처로 인해 감염된 사람은 별로 없으며, 가시에 찔렸거나 못을 밟았다거나 하는, 말하자면 극히 작은 상처에서 감염된 것이 대부분이다.

파상풍균은 산소를 극단적으로 싫어한다. 그러므로 상처가 큰 경우에는 산소, 즉 공기와 접촉하는 양이 많고 또 출혈로 균이 흘러나오기도 해서 감염되는 일이 거의 없다. 목수가 못을 밟았을 때 상처를 담뱃불로 지지거나 상처를 절개해서 큰 상처로 만들어 버리기도 하는 것은 이치에 맞는 치료법이다.

가시와 같은 작은 상처인 경우, 파상풍균은 공기에 닿지 않고 깊이 체내에 들어가 점차 그 독소가 신경계까지 침범해 버리는 경우가 있다. 아무리 작은 상처일지라도 가볍게 여기지 말아야 한다.

그런데 코털은 무의미하게 나고 있는 것이 아니다. 더러운 공기를 그대로 들어오지 못하게, 말하자면 담배의 필터 역할을 하고 있는 것이다. 따라서 환경이 나쁜 곳에서는 코털도 길게 자란다. 너무 길어서 보기에 안 좋으면 뽑지 말고 가위로 잘라버려야 한다.

코털 하나 뽑은 것 때문에 목숨까지 잃게 된다면 정말 웃지 못할 이야기 거리가 되고 마는 것이다.


## 해장술의 위험성을 알고 있는가

이틀 동안 술에 취하는 일처럼 괴로운 것은 없다. 머리는 아프고 구토기는 계속 있고, 가만히 있어도 못 견딜 때가 있다. 이렇게 괴로움을 당하게 되면 두 번 다시 술을 입에 대지 않는다고 생각하기도 한다.

그러나 저녁때가 되어서 기분이 조금 나아지면, 또 술이 그리워지고 네온사인이 반짝이는 밤거리로 나가게 되니 참으로 인간이란 이해할 수 없는 동물이다.

술에 취했을 때 기분이 나빴던 것은 체내에 알코올이 남아 있기 때문이라고 생각하는 사람이 많으나 실은 그런 것이 아니다. 체내의 알코올은 하룻밤 동안에 연소되기 때문에 남아 있지 않는다. 이틀 동안이나 취해 있다는 것은 알코올이 분해될 때부터 생성되는 아테스알데히드라고 하는 독물 때문이다.

그것이 혈액 중에 증가해서 중독증상이 일어나며, 그 위에 탈수증상마저 가세하여 기분이 나빠지는 것이다. 이틀 동안의 숙취를 고치는 특효약은 없다. 오로지 시간이 지나 낫는 것을 기다리는 수밖에 없는 것이다.

흔히 이틀 동안의 숙취에는 해장술을 하면 낫는다고 하여 또 술을 마시는 사람도 있으나, 해장술의 효능만큼 의심스러운 것은 없다. 이전에는 이튿날에 또 다시 술을 마시므로 신경이 마비가 되고 두통과 구토감이 눌리게 된다고 그럴 듯하게 말하고 있었다.

그러나 최근의 연구에서는 이틀 숙취 그 자체는 알코올의 금단증상의 일종이 아닌가 하는 설도 있다. 해장술로 인해 금단증상이 없어지며 기분이 좋아진다고 하는 것인데 아직은 확실하게 뒷받침된 것은 아니다.

어느 것이건 해장술이 숙취에 잘 듣는다면 좋은 것이 아닌가 하고 말하는 사람도 있을지 모른다. 그러나 이러한 상태를 거듭하면 마약과 같아, 항상 체내에 알코올이 들어 있지 않으면 정상적인 생활을 할 수 없게 된다. 그 외에 주량도 늘고 간장장애도 일으키게 된다.

이틀간 취하고 해장술을 되풀이하는 행선지는 알코올 중독이라는 지옥으로 가는 길이라는 것을 잊지 말기 바란다.


**다이어트를 하면 오래 산다는 것은 맞지 않는 속설이다**
다이어트란 젊은 여성들만이 흥미를 가지고 있는 것이라고 생각하기 쉬우나, 최근에는 남성들에게도 보급되고 있다. 여성잡지에는 '반드시'라고 말할 수 있을 만큼 다이어트에 관한 기사를 싣고 있으며, 남성잡지도 거기에 뒤질세라 감량과 세이브 업의 특집을 마련하고 있다.

고혈압, 동맥경화, 당뇨병, 심장장애 등의 성인병을 초래하는 원인은 많다. 그러나 지나치게 비만의 해가 클로즈업되어서 다른 경향이 그늘에 가려지고 있는데 누구도 깨닫지 못하고 있다. 그것은 바로 지나치게 마른 사람의 죽음이 현실적으로 증가하기 시작하고 있다는 것이다.

지난 1년간 내가 알고 있던 세 사람이 세상을 떠났다. 세 사람 모두 나와 같은 또래였는데 지나치게 말랐다고 할 정도의 체격이었다. 옛날부터 마른 사람은 장수한다고 했으나 이것이야말로 상식의 거짓이다. 아니 그것뿐만 아니라 마른 사람은 살이 찐 사람보다 더욱더 위험하다.

표준체중이면서 자신은 살이 쪘다고 생각하며 무리하게 감량하여 부자연스럽게 마르도록 한 사람도 있었다. 뺨이 쑥 들어가고 안색이 창백해지면서까지 말이다. 이런 경우는 아무리 잘 생긴 사람이라고 해도 아름답게 보일 수는 없을 것이다.

더욱 무서운 것은 최근에 화제가 되고 있는 식사를 거부하는 '거식증'이다. 다이어트를 계속하며 식사량을 줄이는 것은 그다지 고통스럽지 않으며, 계속하면 하루에 한 끼를 먹어도 예사로이 지낼 수가 있게 된다. 배가 고파도 아무 고통 없이 참을 수 있게 되는 것이다.

그러나 배가 고파지는 것은 몸에서 영양을 필요로 하기 때문에 고파지는 것인데, 거식증은 두뇌에서는 먹는 것을 거부하기 때문에 먹을 수가 없어 점점 말라 가는 것이다.

영양을 공급받지 못하기 때문에 피부는 노화가 되어 윤기가 없어지며 혈당치는 내려가서 쉽게 피곤해져 버린다. 그러니 식욕은 점점 더 떨어지고 영양실조가 되어, 최악의 경우에는 죽을 수도 있다.

약간 살이 찐 사람이 제일 건강하다고 할 수 있다. 표준체중이나 미용체중은 어디까지나 하나의 목표일 뿐이다. 지금의 체중으로 몸에 이상이 없거나 컨디션이 좋다면 무리를 해서 감량할 필요는 없다.

## 약간 살이 찐 사람이 장수한다

생명보험회사에서 한때 '너무 살이 찐 사람은 보험에 가입시키지 말라'고 했다. 왜냐하면 예전에는 살이 찐 사람이 당뇨병, 순환기질환 등의 성인병으로 오래지 않아 죽는 율이 높았기 때문이다.

지금부터 20년 전만 해도 살이 찐 사람은 빨리 죽는다는 것이 일반적인 생각이었다. 벨트의 구멍 하나만큼 허리가 굵어지면 수명이 10년 줄어든다고 했던 시절을 기억할 것이다. 반대로 마른 사람은 혈압도 낮으며 당뇨도 없기 때문에 장수하니 생명보험회사는 환영해야 할 손님이었다. 그때의 상황들이 일반적인 상식이 되어 버리고 만 것이다.

그러나 이 상식은 이제는 뒤집혀져 버렸다. 도리어 살이 찐 사람이 장수하고 있다는 것이 새로운 정설이 되어 버린 것이다. 가벼운 비만체인 사람이 장수하는 데 유리하다는 것은 최근의 의학잡지 등에서 종종 보도되었다.

그 이유는 인류 최후의 병이라고 할 수 있는 암 등의 소모성 질환에 걸렸을 때에 가벼운 비만자 쪽이 병에 대한 저항력이 강하기 때문이다. 큰 수술이나

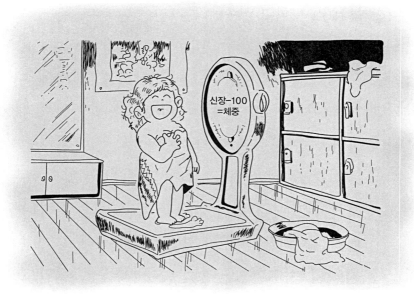
약간 살이 찐 사람이 장수한다

방사선 치료 등으로 체력을 소모시키는 경우에 있어서도 가벼운 비만자가 마른 사람보다 훨씬 강하다.

마른 사람은 건강할 때에는 문제가 없었기 때문에 강하게 대처하지 못한다. 나이 많은 이가 병에 걸렸을 경우도 마른 사람일수록 빈약도가 빠르므로 따라서 죽는 시기도 빨라지는 것이다. 그러니 좀 살이 찐 편이라고 하는 정도의 사람은 다이어트를 할 필요가 없다. 그대로가 오히려 더 좋은 것이다.

보기 좋게 살이 찐다는 것은 어느 정도가 기준인지

살펴보자. 신장에서 100을 뺀 체중, 예를 들면 신장 170인 사람이라면 체중 70kg정도가 바람직하다. 이상적인 체중보다는 10kg 정도가 더 많지만 장수하기에는 가장 적절한 체격인 것이다.

여성잡지 등에서 알려주는 미용체중이란 신장-105×0.9=체중이다.

예를 들면 신장 160cm인 사람이라면 체중이 49kg 정도인데, 사실 이것은 마른 것이며 위험하기 짝이 없는 것이다. 적어도 거기서 10kg은 더 살이 쪄야 한다. 보기 좋은 스마트함보다 건강하게 장수하는 편이 훨씬 낫다는 것은 두말할 여지가 없다.

**이렇게 몸에 좋은 낮잠을 왜 아무도 말하지 않는가?**

최근 미국의 의학잡지에 실린 기사를 보면, 영웅이라든가 어떤 한 분야에서 큰 공적을 이룬 사람들의 대부분은 자주 낮잠을 잤다고 한다.

열거된 명단 중에는 트루먼, 케네디, 존슨 등 역대 미국 대통령이 있으며, 또 다른 사람으로는 나폴레옹, 에디슨, 처칠 등도 낮잠을 즐겼다고 한다. 특히 처칠은 자서전에서 전쟁 중에도 낮잠만큼은 빠뜨리지 않았다고 진술했으며, '내 활력소는 낮잠이다. 낮잠을 취하지 않는 사람은 어쩌면 부자연스러운 삶을 살고 있을지도 모른다' 고 말하고 있다.

인간에게는 본래 낮잠 자는 습관은 없었으나, 현대사회의 강도 높은 스트레스 아래에서는 팽팽하게 날카로워진 신경을 어떻게든지 완화시켜 주는 것이 대단히 중요한 일로 그 효과도 커지고 있다.

그런 때 위인이라든지 성현이라고 불려진 사람이 자주 낮잠을 취하고 있었다는 것은 그 나름대로의 큰 의미가 있는 것이다. 샐러리맨의 경우에도 작업 중이나 점심식사 후에 수마에게 급습 당하는 일이 적지 않을 것이다.

그럴 때에는 커피를 마시거나 체조를 하면서 수마퇴치를 권해야 한다. 작업 중에 꾸벅꾸벅 졸고 있다면 승진에도 방해가 될 것이며 샐러리맨으로서의 귀감이라고는 할 수 없는 일이다.

그런데 어느 리서치 조사에 의하면 샐러리맨의 8% 가까이는 어떤 형태로든지 낮잠을 취하고 있다고 한다. 비록 낮잠시간이 오래지는 않지만 몇 분의 낮잠은 활력을 회복시키는 원동력이 되며 일의 능률을 향상시키기 위해서는 꼭 있어야 한다는 결과를 도출하게 한다. 또 낮잠을 잘 자는 사람은 밤에 쉽게 잠들 수 있으며 숙면할 수 있다는 보고도 있다.

그러니 근무 중에 '잠깐 동안의 수면'을 취할 수 없는 샐러리맨의 경우 점심 후에 극히 짧은 시간을 '낮잠시간'으로 정하는 것이 좋겠다. 낮잠은 너무 길게 취하면 멍해져 버리고 도리어 역효과가 나기 때문에 20~30분 정도면 충분할 것이다. 잠을 취할 수 없을 경우에도 20분 정도 눈을 감고 명상에 잠긴다면 아무것도 하지 않고 무의미하게 있는 것보다 훨씬 효과가 있다고 할 수 있다.

### 단식건강법은 당장 그만두어야 한다

비만 해소를 단식으로 달성하려는 사람이 아직도 많다. 비만인은 1kg이라도 살을 빼기 위해서 다양한 감량법을 시도한다. 단식도 그중 하나인데, 먹는 것을 금함으로써 살을 빼는 방법은 공복으로 인한 고통을 견디기만 하면 어떤 사람이라도 단기간에 할 수 있다고 하는, 얼핏 보기에는 가장 효과적인 감량법이다.

Y씨는 신장 160cm, 체중 70kg인 비만체질이었다. 여러 가지의 감량법으로 살을 빼기 위해 노력을 했으나 효과가 없어서 '지푸라기라도 잡는' 심정으로 단식도장의 문을 두드렸다. 단식 기간은 10일이었는데, 첫날은 서서히 식사량을 줄이고 후반기부터는 다시 조금씩 더해 가는 방법으로 시작했다. 대체로 단식도장은 이런 시스템이다.

단식을 끝내고 돌아온 Y씨는 확실히 살이 빠진 것 같았다. 이야기를 들어보니 7kg이나 감량되어 바라던 60kg대가 되었다고 한다.

이렇게 Y씨의 예로 알게 된 것처럼 단식도장은 확실히 살을 빼는 데는 효과가 있었다. 그러나 그것은 일시적인 것이었다. 그 후 1개월이 지나 직장에서 오랜만에 만난 Y씨는 전보다 더 살이 쪄 있었다.

Y씨는 머리를 긁적이며 이렇게 말했다.

"먹지 않으니까 몸을 지탱할 수 없더군요. 체중요? 80kg대로 돌입직전이랍니다."

단식으로 살을 빼는 사람의 대부분은 이렇게 실패

한 예가 많다. 그런데 단식도장의 '문구'에는 감량뿐만 아니라 '단식으로 인해 숙변을 일소하여 만병을 고친다'고 하는 효과를 내세우고 있다.

살이 찐 사람만이 아니라 단식함으로 체내에 축적돼 있던 오래된 변을 배출하여 건강한 몸을 만든다고 선전하고 있는 것이다. 그러나 이것은 어림도 없는 일이며 위험하기 짝이 없는 일이라고 단언한다.

기억하는 사람도 있으리라고 생각하나 단식도장에서 사람이 죽어서 나온 일이 있었다. 노인이 영양실조로 쓰러져 버린 것이다. 그 당시에는 큰 소동이었으나 그때뿐이었으며, 단식이 지금 또 다시 유행하기 시작한 것 같다. 단식으로 인해 죽지는 않는다고 해도 빈혈, 체력이 약한 사람, 위궤양과 간장병이 있는 사람에게는 아주 위험한 일이다.

왜냐 하면 이러한 질환을 가지고 있는 사람은 무엇보다도 소중한 것이 고단백질, 고칼로리의 영양 만점인 식사를 하는 것이다. 그들이 병을 고치기 위해 식사를 끊고 간신히 죽 한 그릇 정도로 10일간을 지낸다면 어떻게 될 것인가? 성한 사람도 쓰러질 지경이 되고 말 것이다. 완전히 몸을 망쳐 버리고 병도 고치

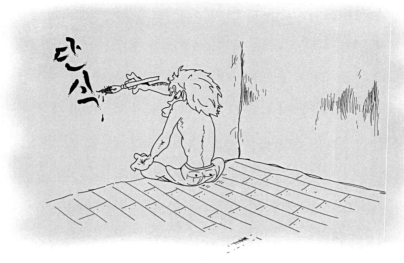

단식건강법은 위험하다

지 못하게 된다. 식사를 하지 않으면서 고치려고 하는 것은 자살 행위와 같다.

　단식을 건강법으로 취하든 감량법으로 취하든 결국은 인간의 생리적 욕구와 메커니즘에 반대되는 일을 하는 것이기 때문에 플러스 효과가 있을 리가 없다. 부자연한 일은 몸에 좋을 수가 없기 때문이다.


**소맥색의 피부는 실은 건강치 못하다**
　썬텐 등으로 여름에 태워진 소맥색(小麥色)의 피부

는 젊은이들의 멋이 되어 있는 것 같다. 그런데 최근
에 그을린 것이 원인이 되어 피부에 기미가 많아졌다
거나 촉촉함과 윤기가 없어졌다고 하여 병원을 찾는
환자가 많아졌다.

재미있는 것은 바다나 산에서 일광욕을 한 사람도
있으나, 인공자외선으로 피부를 태우는 사람도 꽤 많
은 것으로 안다. 이것은 '일광욕이 건강한 미를 만든
다'고 하는 착각을 슬퍼해야 하는 오늘날의 풍조인
것이다.

확실히 우리는 태양으로부터 많은 은혜를 받고 있
다. 예를 들면 광합성, 따사로움, 살균작용, 비타민D
의 합성 등 모두가 태양 덕택이다. 그 때문에 가능한
태양광선에 몸을 노출하는 것이 건강과 이어지는 것
이라고 생각하는 게 일반적인 사고방식이며, 그 중에
는 피부도 건강해진다고 생각하는 사람까지 있다. 그
러나 그것은 굉장히 잘못된 생각이다.

그것뿐 아니라 태양광선은 피부를 상하게 하기도
하고 피부암의 원인이 되기까지도 한다. 먼저 일광욕
의 메커니즘부터 말하기로 하자. 일광욕을 했을 때 피
부를 검게 태우는 것은 자외선인 것은 잘 알려져 있다.

자외선 중에도 장파장과 중파장이 있어서 장파장은 멜라닌 색소를 대량으로 만들고 피부를 검게 만들며, 중파장은 멜라닌 색소를 더하게 하는 것 없이 피부를 태우기 때문에 붉은 일광욕이 되는 것이다.

그런데 사람에 따라서는 소맥색으로 타게 되어 불에 덴 것처럼 빨갛게 되는 경우도 있다. 그것이 전자와 다른 것은 이 멜라닌 색소의 움직임이 활발한가, 아닌가에 의한 것일 뿐이다.

보통 살결이 흰 사람일수록 색소형성세포의 움직임이 약하기 때문에 멜라닌 색소의 생산량도 적어서 붉게 타는 것이다. 강한 태양광선으로 일광욕을 하면 피부에 발적(發赤)과 홍반(紅斑)이 나타난다. 이것은 불에 데는 것과 같은 것으로 심할 경우에는 피부의 표면에 물집이 생기기도 한다.

그렇다면 검은 피부를 가진 사람은 어떻게 되는가?

검은 피부를 가진 열 사람이 해변에서 아침 10시부터 2시까지 햇볕에 일광욕을 했는데, 두시경에 피부가 제법 탔다고 한다. 이것은 알맞게 소맥색으로 된 경우이다. 그러나 이렇게 태우는 방법도 2~3일 지나면 피부가 붇는 것이 보통이다. 정도의 차이는 있으나 햇볕에 탄 세포는 죽고 새로운 세포로 바뀌어진다.

새로운 세포는 강한 광선에 대응하기 위해 이전의 것보다 더 두텁고 딱딱하게 된다. 즉, 태양광선은 피부를 튼튼하게 하는 것이 아니라 딱딱하게 한다고 말하는 것이 옳을 것이다. 딱딱하다는 것과 건강하다는 것은 전혀 다른 것이다. 딱딱하다는 것은 노화와 이어지는 현상이며 점차 기미나 주근깨가 동시에 나타나게 된다. 이것은 결코 기뻐할 것이 못 된다.

보통 사람들은 짧은 시간을 이용해 피부를 태우려고 욕심을 내지만 그것이 가장 피부장애를 일으키는 위험한 일광욕법이라고 할 수 있다. 부득불 피부를 강한 햇볕에 드러내야 할 때에는 선크림을 바르고 될 수 있는 대로 짧게 끝내는 것이 좋다. 일광욕을 한 후에는 로션 등을 사용하여 피부보호를 해야 한다.

일광욕으로 태운 소맥색 피부는 보기에는 건강한 것처럼 보이나 그것은 어디까지나 눈요기에 지나지 않는다는 것을 알아야 한다. 일광욕으로 태우는 것은 건강을 촉진하는 것이 아니라 피부의 노화를 가져오게 하는 유해한 자극을 주는 것 이외에 아무것도 아닌 것이다.

## 탐폰(Tampon)에 의한 쇼크사

22세의 어떤 여성이 원인 모를 발열로 병원에 가게 되었다. 패혈증을 의심하게 하는 증상으로 복막염 등의 화농성질환을 의심도 했었다. 그러나 아무리 진찰을 해도 그 원인을 알 수가 없었다.

거기서 '젊은 여성의 원인불명의 병은 먼저 부인과를 의심해야 한다' 는 의사들의 철칙에 따라서 부인과에 보내어 검진하게 했다. 검진 결과 질 내부에 들어 있는 탐폰이 발견되었다.

패혈증도, 복막염도, 화농성질환도 아닌 이것은 탐폰에 의한 전형적인 중독성쇼크증후군이었던 것이다.

여성들은 설마 탐폰으로 중독이 되겠는가 하고 의아해 할 것이다. 탐폰을 삽입한 채로 방치했다는 것은 있을 수 없는 일이라고 생각할지 모르나 이것은 실제로 있었던 이야기이다.

넵킨에 이어서 개발된 탐폰은 생리 중에도 스포츠를 즐길 수 있고, 움직이기 용이하다는 이유로 많은 여성에게 애용되어 왔다. 20세 이상의 여성은 대부분 생리대보다는 탐폰, 혹은 이 두 가지를 겸용하고 있

154

다. 그런데 애용자가 많아짐에 따라 탐폰에 의한 중독성쇼크증후군도 많아져 왔던 것이다.

중독성쇼크증후군이라고 하는 것은 황색포도상구균 등의 감염에 따라, 39도 이상의 고열이 되며 어지럽고 손발의 피부가 붉게 되어 벗겨지는 증상도 함께한다. 더욱이 신장과 간장과 심폐기능의 장애를 가져오게 되며 최악의 경우는 쇼크사에까지 이르게 되는 대단히 무서운 병이다.

탐폰 사용자의 경우 거의가 질 감염인데, 이 중독성쇼크증후군은 성기 이외의 부분에 감염되는 일도 있으며, 남성의 겨드랑이 밑에서부터 감염된 예도 있다.

어느 보고에 의하면 중독성쇼크증후군이 여성 40명 중 95%에 해당하는 38명이 탐폰 사용으로 일어났다는 통계도 있다. 더구나 그 재발율도 30% 이상이라는 지극히 높은 수치가 나타났다.

왜 탐폰으로 인해 중독성쇼크증후군이 일어나게 되는 것일까? 상세한 원인은 아직 밝혀지지 않았지만 질 속에 삽입한 탐폰을 장시간 방치함에 따라 황색포도상구균들이 증식하여 감염증을 일으키는 것이 아닌가 하고 생각할 뿐이다.

바다나 풀장에 수영하러 갈 때, 물 속에 들어갔던 여성들은 확실히 탐폰은 생리대보다 편리하다고 느낄 것이다. 그러나 편리함과 건강을 저울질 해 본다면 건강 쪽으로 기우는 것은 당연한 일이다. 그러므로 가능하다면 탐폰 사용은 피하는 것이 좋다.

# Chapter 4

# 즐겁고 편안하게
# 사는 방법

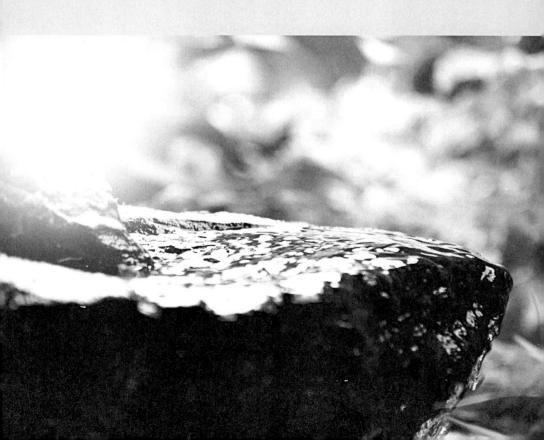

# 즐겁고 편안하게 사는 방법
### – 언제나 상쾌한 컨디션을 유지한다

## 피곤을 그날그날 해소하는 취침 전의 방법

"피곤할 때에 숙면할 수 있는 방법을 알고 있다.
그것은 좋아하는 가수의 노래를 듣는 것이다."
"기분이 좋지 않을 때에는 동화책을 넘긴다.
그러면 예상외의 아이디어가 떠오른다."

'잠들기 전 한 시간을 어떻게 보내는가?'는 수면시간을 줄이며 일을 하는 비즈니스맨이 아니라고 하더라도 누구에게나 중요한 문제이다.

어떤 음반회사의 대표는 책상 위에다 그날의 석간을 펴고 느긋한 마음으로 희석한 위스키를 마시며 마음을 평안하게 하고, 또 어떤 사람은 음악에 귀를 기울인다고 한다.

**방법 1**

어떤 이는 특정 가수의 음악세계에서 한 시간 정도 지내고 나면 몸이 가벼워져 푹 잠들 수가 있다고 말한다. 자신이 가장 좋아하는 방법으로 싸인 피로를 해소하고 있는 것으로 보여진다.

스트레스를 이튿날까지 가져가지 않고 그 날 밤 안으로 어떻게 해소할까?

지금은 이미 고인이 된 모주식회사의 중역은 아침 중역회의 때면 항상 활기차게 회의를 주도적으로 맡았다고 한다. 어느 날 그를 향해 사장이,

"당신은 매일 아침 어떻게 그렇게 혈기왕성할 수 있소? 근심 걱정이 없어서 그렇소? 걱정이 없기 때문

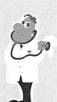

**알아두면 유익한 건강지혜**
미각은 타액 중의 산소와 호르몬의 영향을 강하게 받고 있으나 이 밸런스가 무너지면 미각도 둔해진다. 컨디션이 나쁘지 않은 데도 미각이 달라지면 소화기의 암을 주의해야 한다.

에 잠을 푹 자는 것 아니오?"

하고 농담 반 진담 반으로 장난스럽게 말했는데 이 말에 그는,

"저는 아주 효과적인 수면법을 사용하고 있습니다."

라고 진지한 얼굴로 대답했다고 한다.

그가 말한 효과적인 수면법은 독일의 심리학자 슈롯 박사의 자율훈련법에서 힌트를 얻은 것이라고 한다. 그 방법은 먼저 침대에 들어가서 눈을 감고 머릿속을 정리한다. 정리가 마무리 되면 다음은 차가운 물을 퍼서 몇 차례 머리에 붓는 상상을 한다.

그런 후에는 지금까지 보아 왔던 가장 아름다웠던 경치 또는 가장 즐거웠던 때를 떠올리며, 제일 좋아하는 음악을 마음으로 연주한다는 것이다. 그렇게 함으로써 깊은 잠에 빠져 들어가는 방법이다.

선(禪)의 가르침 중에는 옥(玉)을 머리 위에 얹어놓고 거기에서 흘러내리는 맑은 물로 마음을 씻으라고 하는데, 그가 행하는 찬물을 퍼서 씻는 방법과 어쩐지 공통점이 있어 보인다.

잠자기 전에 지금 가장 기분이 좋고 마음이 편안하다고 암시를 주는 사람도 많다. 프로야구를 좋아하는

사람의 경우라면 자신이 감독이 된 것처럼 생각하는 것도 좋다.

머릿속에서는 자기가 생각하는 나름대로의 선수들로 순번을 짜보는 것도 좋은 방법이라 하겠다.

그것은 마음이 내키는 대로 만들어도 좋다. 예를 든다면 어떤 타자에게 4번을 배정하며, 또 선수들의 수비위치를 자기만의 방법으로 바꿀 수도 있다. 자신의 임의대로 한다고 해도 아무에게도 불평이나 불만을 듣지 않는다.

**방법 2**

어떤 디자이너는 매주 일요일마다 어린이 야구팀의 코치를 맡고 있는데, 그는 잠들기 전에 항상 자기팀 아이들의 포지션으로 스트레스를 해소했다고 한다.

"아이들이란 무한한 가능성이 있지요. 후보로서

**알아두면 유익한 건강지혜**

전근, 전직, 외국출장 등은 자신의 리듬을 크게 무너뜨리기 때문에 체력 소모가 심해진다. 단백질과 비타민류의 섭취에 신경을 쓰고 일에 대해 너무 초조하게 생각하지 말아야 한다.

언제나 벤치에 앉아 있기만 하는 아이들이라 할지라도, 조그마한 기회로 인해 자신감을 얻게 되면 순식간에 4번 타자의 자리에 올라가는 일도 흔히 있을 수 있습니다. 이렇게 아이들의 가능성을 놓고 타순과 포지션을 정해봅니다. 이것이 내게 있어서는 최고의 시간이지요. 소년 야구 코치의 특권이기도 하구요."

골프에 열중하고 있는 사람이라면 자신의 머릿속에 좋아하는 코스를 그려 놓고 처음 라운딩에서 끝날 때까지를 상상하면 되고, 바둑이나 장기 등을 그려보는 것은 이 보다 더 수월할 수도 있다.

그리고 그것이 끝날 때쯤에는 체내의 아드레날린 분비량도 감소되고 상쾌한 아침을 맞게 된다. 새벽부터 눈을 비비고 무리를 하면서 억지로 잠자리에서 일어나 아침식사도 하는 둥 마는 둥 하면서 골프장에 가지 않아도 되고, 잠을 자기 위해 어떤 도구를 사용하지 않아도 된다. 위에서 열거한 방법대로의 훈련만 한다면 말이다.

자율훈련법의 하나로서 최근에 주목을 받고 있는 것이 음악요법이다. 환자에게 어떤 음악-주로 클래

식—을 들려줌으로써 자율신경의 병을 치료하는 것인데, 정직하게 말하자면 개인의 취미와 기호의 영역이기에 어느 음악이 어떤 증상의 환자에게 맞는다는 판단을 내리기는 어려우며, 그 부분에 대해서는 의사도 꼬집어 말할 수 없다.

베토벤의 9번 교향곡을 듣고서 상당히 상쾌한 기분을 맛보는 사람도 있을 것이며, 또 한편에서는 그것으로 인해 불쾌해 하는 사람도 있을 수 있기 때문이다.

이런 음악치료법은 누가 가르쳐 줘서 하는 것이 아니라, 자기 자신이 본능적으로 스스로 실행하고 있는 사람이 많다.

**방법 3**

바둑계의 어떤 프로기사는 중요한 대국으로 가면 갈수록, 수일 전부터 이것저것 기보(棋譜)의 국면을

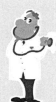

**알아두면 유익한 건강지혜**

술은 마시는 방법이 문제가 된다. 일주일에 술 안 마시는 날을 정해 두부, 청국장 등 단백질이 많은 음식물을 먹는 것이 좋다.

상상하게 되며, 정신적으로 대단히 불안정한 상태가 된다고 한다. 그럴 때에 평상심으로 돌아오게 해주는 것이 한 장의 음반이라고 한다.

"이탈리아의 유명한 지휘자가 있는데, 저는 그가 지휘하는 레코드를 20여 장 가지고 있습니다. 마음이 불안해지면 그 중 하나를 꺼내서 듣는답니다. 대국을 끝내고 기분전환을 하고 싶을 때, 동료들은 오락을 하거나 술을 마시며, 노래방으로 가기도 하지만 저는 그 지휘자의 음악을 듣지요."

어떤 가수는 무대에 나가는 날이면 먼저 집을 나서기 전에 명곡을 듣는다고 한다.

"곡을 듣고서는 객석에서 기립하고 있는 장면을 상상하는 것입니다. 그게 바로 자신이 서 있는 무대의 객석이지요."

기분이 좋아지면 그 상태로 차를 타고 무대로 향한다. 무대에서는 일체 쓸데없는 것은 생각지 않는다.

"괜찮을까, 또는 관객들이 잘 호응해 줄까 하는 쓸데없는 불안한 생각을 한다면 기분이 마이너스가 될 가능성이 충분히 있지요."

**방법** 4

쓸데없는 일은 아예 생각하지도 않으려고 하는 방법으로 어떤 여성은 활자를 본다고 한다. 활자는 신문이나 잡지 등 아무것이라도 좋다.

"저는 원래 차분한 것을 좋아합니다. 그것이 마음 상태의 평정을 유지하는 데에 도움이 되니까요."

어떤 사람이 스탭들과 새로운 작품을 만드는 것에 대한 토의를 했다. 여러 가지 의견들이 분분한 가운데 기운을 완전히 소모하게 되었을 때 그는,

"오늘 토의는 이쯤에서 끝내고 내일 다시 합시다." 라고 말하며, 늦은 밤 거의 차들이 다니지 않는 도로를 질주하는 택시를 타고 집으로 돌아간다. 택시 안에서도 눈은 멍하니 밖을 바라보면서 머릿속에서는 조금 전에 있었던 회의의 연장이 되고 있었다.

'상품의 이미지는?'

**알아두면 유익한 건강지혜**

사람은 똑바른 자세로 걷기 때문에 골격으로부터 스트레스를 받게 된다. 내장하수, 척추에 따른 신경통, 어깨통증 등은 옆으로 누워서 체중으로 인한 부담을 가볍게 해주면 금방 편해진다.

'그 이미지를 정확하게, 더욱 매력적으로 표현하는 방법은?'

'거기에 들어갈 무늬는?'

머릿속은 마치 출퇴근시간의 복잡한 도로와 같았다. 그때 라디오에서 노래가 흘러나왔다.

"사람은 누구나 인생에 좌절하는데, 사람은 누구나 고향을 되돌아보죠."

학창시절에 이미 익숙한 슈베르트의 곡이었다. 그 곡이 흘러나오는 순간 머릿속이 가벼워지며 이유 없이 눈물이 흘러나왔다는 것이다.

누구나 어떤 노래를 들으면 강박관념이 없어지고 어깨 부근이 가벼워지는 느낌을 가지는 곡이 두세 개 정도는 반드시 있을 것이다. 다만 현실에 쫓기다 보니 하루하루 지나쳐 버리는 사이에 그 존재를 잊어버리는 것뿐이다.

CD나 레코드를 찾아보는 것도 좋으며, 지나간 음악잡지를 헌책방에서 구입하여 보는 것도 좋은 방법이다. 감수성이 풍부했던 시절에 들었거나 보았던 것들을 말이다.

지금은 기억 저편에서 가물거리고 있는 추억의 음

악을 다시 한 번 찾아서 모아 보는 것은 어떨까? 그렇게 할 수만 있다면 그 곡들을 녹음해서 자신이 피곤할 때에 조용히 들어 본다. 그 효과는 일일이 말하지 않아도 당신 자신이 가장 잘 알게 될 것이다.

같은 세대의 사람들에게 선물을 할 때에 이런 테이프를 선물하는 것도 대단히 멋있는 아이디어라고 생각된다. 마음이 가라앉았을 때에는 동요를 틀어 마음을 바꾼다는 사람도 있는데, 그것도 좋은 아이디어라고 생각된다.

**방법 5**

어떤 작가는 작품의 아이디어가 막혔다는 생각이 들면, 동요집을 넘기며 힌트를 찾는다고 한다. 동요의 세계에 잠긴다는 것은 어른의 세계에서 다른 나라로 여행을 하는 듯한 효과도 있을 것이라 생각된다.

**알아두면 유익한 건강지혜**

마음의 긴장과 근육긴장은 직접 연결이 되어 있다. 직장에서 앉아서 일하는 사람은 때때로 일어서서 허리를 쭉 편다. 특히 양쪽 발의 아킬레스건을 매일 10초 정도 펴준다면 노화방지에도 효과가 있다.

**방법** 6

디스크 자키로 활동중인 어떤 사람의 경우는 스트레스가 축적되면 아들과 컴퓨터 게임을 한다고 한다. 그 외에 소프트웨어도 자신이 만든다고 한다. '컴퓨터 게임은 아이들의 영역'이라고 무시해 버린다면 정신없이 변해 가고 있는 이 시대에 적응하기가 어렵다.

그만이 그런 것이 아니라 아이들과 같은 수준으로 되돌아가는 것으로 기분전환을 하는 사람이 이외에도 많이 있는 것으로 알고 있다.


**방법** 7

나이는 들었어도 아직은 한창때라고 할 수 있을 정도로 70세에 두 아들의 아버지가 되어 세간을 놀라게 한 어떤 사람의 경우는 동심으로 돌아가서 아이들과 소꿉장난을 한다고 한다. 또 어떤 사람은 아이들을 차에 태우고 교외로 놀러 나가는 것을 무상의 즐거움으로 갖고 있기도 하다.

어떤 가수는 마음이 편치 않으면 자전거에다 아이를 태우고 공원에서 자전거 놀이를 한다. 아이들이란 두말할 것 없이 호기심과 창조력으로 뭉쳐져 있다.

아이들을 상대로 할 때에 주의를 해야 하는 것은 그 아이들의 호기심과 창조력을 흡수하는 것이다.

예를 들어 길에 희귀한 야생화가 피어 있다고 가정해 보자.

"이게 무슨 꽃이에요?"

라고 아이가 물어보았을 때,

"글쎄 모르겠는데……."

라고 대답하면 안 된다. 그 꽃을 가지고 돌아와서 식물도감에서 함께 조사하고 찾아볼 정도의 적극성을 띠어야만 진실한 커뮤니케이션으로 이어지게 되고, 자신의 감수성이 높아지는 것이다.

동요도 좋다. 컴퓨터 게임도 좋다. 소꿉장난도 좋다. 아이들의 세계는 마음을 지나치게 쓰고 약해져 버린 두뇌의 활성화를 일으킬 수 있는 가장 좋은 세계라고 말할 수 있다. 추억을 간직하고 싶었던 동요

### 알아두면 유익한 건강지혜

칼슘은 뼈와 치아에 소중한 성분이지만 기타 신경의 흥분성을 억제하는 역할도 한다. 즉, 칼슘이 부족하면 초조해지고 히스테리가 되며 침착성을 잃는 원인이 된다.

와 가요들을 말이다.

**방법** 8

누구를 만나도 고개를 숙여 실례됨이 없도록 신경을 곤두세우는 자동차 세일즈맨도 정신적으로 스트레스를 많이 받는 직업의 하나이다.

어떤 자동차회사 세일즈맨은 차안에서 창문을 닫고는 라디오 볼륨을 높인 후 큰 목소리로 노래를 한다고 한다. 좋지 않은 일이 있을 때에는 노래를 부르는 중간에 '바보', '멍청한 놈' 하는 따위의 대사를 삽입하면 효과가 배로 증가되고 침체되었던 사기가 높아진다고 한다.

스물한 살 된 장기를 잘 두는 사람은 특정한 가수의 노래를 좋아하여 장기를 두고 있는 가운데에도 그 가수의 노래를 마음 속으로 불렀다고 한다.

**방법** 9

종합 레저클럽을 만들기 위해 열정을 불태우는 사장의 경우에는 노래방에 가면 반드시 즐겨 부르는 세 곡을 순서대로 부른다고 한다.

첫 번째 노래를 부르면 함께 했던 사람들을 절대 배반해서는 안 된다는 의리와 정의의 세계에 잠길 수가 있으며, 두 번째 노래는 인간은 결국 고독한 존재이며 그것으로 족하다는 마음을 갖게 되고, 세 번째 노래는 결국 자신이 믿고 있는 길을 걸을 수밖에 없다는 느낌을 가지게 된다는 것이다.

이 세 가지 곡을 노래함으로써 자기암시, 그것도 플러스 암시를 걸게 된다고 한다. 의학적인 측면에서 본다면 어차피 부르는 노래라면 될 수 있는 대로 큰 소리로 부를 것을 권하고 싶다.

승려들이 장수하는 비결은 수도에 정진하는 자세, 자연속에서 섭취하는 음식, 매일 되풀이하는 독경에서라고 말한다. 그러나 큰 소리를 지속적으로 내려면 흉식호흡만으로는 어림도 없다.

배의 밑바닥에서부터 소리를 내기 위해서는 어쩔

**알아두면 유익한 건강지혜**
설탕의 과잉섭취는 대량의 인슐린을 분비시켜서 혈당치를 내리게 한다. 혈당치가 지나치게 내려진 상태가 신체적 스트레스가 되며 그것을 해소하기 위해서는 또 당분을 취하게 되는 악순환을 일으키게 한다.

수 없이 복식호흡을 하지 않으면 안 된다. 이렇게 연속적으로 복식호흡을 되풀이함으로서 먼저 호흡근이 단련된다. 그렇게 되면 폐의 탄력을 유지함으로써 노화방지도 할 수가 있고, 횡경막의 활성화에 따라서 내장으로의 혈행이 좋아져 내장의 건강함을 유지할 수 있게 된다는 것이다.

이들의 목소리에는 윤기가 흐르고 아름다우며, 성량이 줄지 않을 뿐만 아니라, 외모도 건강하다는 것을 우리는 눈으로 알 수가 있다.


## 신경피로를 바로 해소하는 방법
– 환상공간을 가지는 효과

"괴로울 때에는 바다에 간다.

그곳에서 자신이 조그맣다고 느껴지면

안고 있었던 괴로움도 사소한 일로 여겨진다."

"걱정거리가 있어 초조해질 때

쌍안경으로 하늘의 별을 본다.

그러면 광대한 우주가 마음을 가볍게 해준다."

172

어떤 거리에 멋진 이름을 가진 상점이 있다. 그 거리에는 주로 외국인들을 상대로 하는 귀금속과 잡화류를 취급하는 소매점이 줄을 서 있는데, 그 옆에 폭이 2m 남짓한 작은 길이 이어져 있다.

그곳은 차량 진입금지 구역으로 낮에는 점원들이 담배를 피우기도 하는 번잡한 도시의 길이라고는 생각할 수 없는 한가로운 분위기의 거리지만, 밤이 되면 간신히 빠져나갈까 말까 할 정도로 복잡해진다.

### 방법 1

어떤 작가는 작품 구상 중에 글이 막히거나 정신적으로 피로가 쌓이게 되면 밤중에 발자국소리를 내며 이 거리 저 거리를 왔다갔다한다고 한다.

좁고 고독한 길이지만 그에게 있어서는 그 이상 더할 수 없는 환상의 거리라는 것이다. 그러면 스트레

**알아두면 유익한 건강지혜**

육류라면 중년층들은 콜레스테롤의 지나친 섭취를 두려워하여 멀리하는 경향이 있으나 감자, 사과 등의 섬유질을 동시에 충분히 섭취한다면 육류 중에 있는 콜레스테롤은 배설된다.

스가 자연히 해소되고 동시에 새로운 구상이 떠오른다고 말한다. 말하자면 그곳이 환상공간인 셈이다.

그것은 작가다운 발상이라고 말할 수 있으나 실제로 이런 방법은 의학자들도 배워야 할 요소이다.

종래의 의학은 모두 의사가 연구하고 계통을 세워 왔다. 그 결과 예를 들어 세균을 죽인다든가, 체온을 내린다든가 하는 노하우는 20세기의 시점에서 정립되었다. 그러나 정직하게 말하면 현대의학에서 한계가 보여졌다. 적어도 정신의학의 분야에 있어서는 의사로서 손을 내밀어 환자를 붙잡아 주는 시대는 끝이 났다는 것이다.

의사로서 도저히 생각할 수 없을 것 같은 개개인의 예방법, 치료법을 수시로 만나게 되고 말았다. 이것이 바로 21세기의 정신의학이라고 말할 수 있다.


**방법** 2

어떤 연극인은 바다를 무척 좋아했다.

'왜 바다를 그렇게 좋아하느냐' 는 질문에, '자신이 아주 작게 보이기 때문' 이라고 말하며, 자신이 작게 보여야 지금 자기가 안고 있는 괴로움이 하찮고 조그마한 것으로 생각되고, 그렇게 되면 모든 괴로움이 없어져 버린다고 명확하게 대답했던 것을 기억한다.

정말 많은 사람들이 바다를 좋아하는 것 같다. 그는 자주 가는 바닷가 중에 마음에 드는 공간을 가지고 있어, 정신적으로 피로를 느끼면 차를 타고 그곳으로 간다고 한다.

그는 얘기 도중에 바다에 대한 얘기가 나오면,

"바다가 좋다는 것은 알고 있다. 나 자신도 바다를 좋아한다. 단, 현실적으로는 일에 쫓겨서 도저히 바다로 나갈 수 있는 시간적 여유가 없다."

라는 말을 자주 했다. 맞는 말이라고 생각된다.

언제라도 가고 싶을 때 갈 수 있다는 것은 극히 한정된 일부의 사람에게만 한한 것이 된다. 그렇기 때문에 그들처럼 자신의 일상생활의 주변에서 자기만의 환상공간을 발견하는 것이 필요하다.

**알아두면 유익한 건강지혜**

신경성으로 피로할 때에는 눈을 감기만 해도 자율신경이 안정된다. 숙면할 여유가 있을 때에는 점심 전에 딱딱한 것을 베개로 삼고 발을 약간 높게 한 자세로 5분 정도 눈을 붙이면 개운해진다.

## 방법 3

또 다른 작가는 정신적으로 피로감을 느끼면 자신의 집에서 가까운 절을 찾아가서 경내에 있는 큰 전나무에 등을 기댄다고 한다. 그러고는 등으로 전해지는 나무의 거친 감촉을 즐기면서 담배에 불을 붙여 크게 한 모금 마시고 난 후, 자신의 발을 내려다본다고 한다. 그는 이런 시간을 아주 소중히 생각한다고 말한다.

그는 소설의 주인공을 만들어 내는 사람이지만 이곳이야말로 자신의 환상적인 공간인 것이다. 이것이 바로 자신이 개발한 스트레스 해소법이라고 한다.

잡지 편집자인 A씨는 이와 같은 말을 했다.

"일주일에 한 번뿐이지만 저는 아주 간단한 스트레스 해소법을 실행하고 있습니다. 그것은 바로 지하철을 타는 것입니다."

이렇게 A씨가 다소 멋쩍어 하면서 말한 스트레스 해소법을 구체적으로 살펴보면 다음과 같다.

## 방법 4

A씨는 매주 수요일 오후 한 시경, 만화책 한 권을

사서 지하철에 승차한다. 이 책에는 A씨의 출생지를 소재로 한 만화 연재물이 있어서 느긋하게 의자에 앉아 만화를 읽으며 추억에 잠긴다고 한다.

"왜 꼭 그 노선의 지하철을 탑니까?"
라는 질문에 그는 멋쩍어하며,

"이 노선은 사람이 별로 없기도 하지만 대학에 합격하여 상경하고 하숙한 곳이 이 지하철의 시발지이며, 이 지하철을 타고 4년간 학교를 다녔습니다. 그때문인지 그 노선 지하철을 타기만 해도 마음이 가라앉습니다."
라고 대답했다.

지방에서 올라와 일을 하고 있다가 사방이 꽉 막힌 것처럼 느껴지며, 마음이 약해질 때면 고향으로 돌아가고 싶은 마음과 함께 고향의 풍경과 그리운 친구들의 얼굴을 떠올리면서 지하철을 타는 것으로서 스트

**알아두면 유익한 건강지혜**

휴일에 뒹굴면서 자는 방법에 따라 다음주 한 주간의 피로도에 차이가 생긴다. 효과적인 방법은 정오부터 한두 시간 침상에서 편안하게 손발을 쭉 뻗고 눕는다. 그러나 그 이상을 자면 역효과가 난다.

레스를 해소한다는 A씨의 경우도 다른 사람과 같이 독특한 자기만의 스트레스 해소법을 가지고 있는 것이다.

인생의 황금기라고 할 수 있는 학창시절에 정들었던 공간에 몸을 맡기고, 감미로운 추억을 간직하고 있는 고향을 테마로 한 만화에 자신을 동화시킴으로써 마음의 카타르시스를 꾀한다는 것이다.

실제로 좋은 추억이 떠오르는 자신의 체험을 촉발해 주는 공간을 발견하여, 거기에다 몸을 맡기는 방법은 스트레스의 예방과 치료에 대단히 효과적이라고 한다. 그것은 바다에 가는 것과는 다른, 누구나 간단하게 할 수 있는 좋은 방법이라고 할 수 있다.

또 어떤 여성도 지하철을 편안한 장소로 이용하고 있다. 그녀는 대학 재학 중에 '지하철'이라는 수필집을 썼을 정도로 지하철 팬이었다. 그녀는 일이 막히면 본능적으로 지하철에 승차해 기분전환을 한다고 한다.

**방법 5**
쌍안경과 희석한 위스키를 들고 뜻이 맞는 사람과 둘이서 베란다에 누워 쌍안경을 들여다보며,

"앗, 오늘은 안드로메다 대성운이 보인다!"

"오늘은 반딧불처럼 희미하군."

"오늘은 은하수 여행이라도 할까? 먼저 전갈자리에 초점을 맞추고 다음은 독수리자리와 거문고자리……."

"이번에는 카시오페이아 쪽으로 옮길까?"

술을 조금씩 마시며 이와 같은 대화를 넓혀간다고 한다.

먼저 소개한 바와 같이, 광대한 바다를 상대로 하여 자신이 하찮고 작은 것임을 발견하고 괴로움과 초조함을 해소했다고 하는 경우는 자주 들었지만, 곰곰이 생각해 보니 바다에까지 일삼아서 가지 않아도 바로 우리 옆에 '우주' 라고 하는 광대한 스페이스가 있다는 것을 느낄 수 있다.

더욱이 자신의 집 베란다 근처에서 이렇게 한다면, 마음이 가벼워졌을 때 곧바로 잠들 수 있다는 점에서

**알아두면 유익한 건강지혜**

에어컨 때문에 건조해져 버린 실내, 더운 여름에 땀을 흘린 뒤에 수분을 섭취하지 않는다면 탈수증상으로 피로가 격심해질 뿐더러 혈액에 점성이 높아져서 혈전이 되기 쉽다.

효과가 있다. 근심거리가 있어서 잠 못 이루는 밤에는 대단한 위력을 발휘하는 무기라고 할 수 있지 않은가?

인간의 상식으로 본다면 견우와 직녀는 일년에 한 번밖에 만날 수 없다. 더구나 비가 내리거나 흐린 날이면 그 해에 한 번 있는 만남의 의식도 그냥 지나쳐 버리게 된다. 견우와 직녀란 별은 각각 100억 년 가까운 수명을 가지고 있다고 한다. 이것을 인간의 수명으로 계산해서 본다면, 그 두 별은 0.3초에 한 번씩 만나고 있는 셈이 된다.

별을 보고 희석한 옅은 술을 마시면서 그와 같은 일을 상상하노라면, 자신이 안고 있는 괴로움 따위는 아주 작게 여겨지게 된다고 한다.

**방법** 6

어떤 제약회사의 경리과에 근무하고 있는 U씨는 아내, 그리고 세 아이와 살고 있다. 회사에서는 경리과 주임이라는 직책을 맡고 있으나, 직속상사인 부장-이 사람은 정년이 다 된 여성이었는데-은 사사건건 U씨에게 혹독하게 대할 때가 많았다.

아주 작은 숫자상의 실수를 끄집어내어 많은 사원

들 앞에서 무능하다고 핀잔을 줄 정도라는 것이다. 급기야 이것이 원인이 되어 U씨는 원형탈모증에 걸리기도 하고, 너무 괴로워서 한때는 회사를 그만두려는 생각까지도 했었다고 한다. 그럴 때에 부인의 권유로 대학시절의 친구에게 전화를 걸어 휴일에 만나자고 했다.

친구와 같이 다니던 캠퍼스를 정답게 걸어보고, 구내식당에서 식사를 하며, 밤에는 친구들과 논쟁을 벌였던 허름한 술집으로 다녔다. 다음날은 학창시절에 자주 이용했던 공중 목욕탕에서 목욕을 하며 이틀 간 학창시절로 되돌아갔다 왔다는 것이다.

그는 그 이후에 이렇게 말한다.

"친구와 일에 대한 이야기는 의식적으로 피했으나 저는 그 이틀로 인해 다시 살아났습니다. 학창시절의 젊음을 떠올리며 나이 먹은 상사에게 질 수 없다는

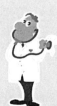

**알아두면 유익한 건강지혜**

동지 때에는 호박죽을 먹으며 유자탕을 끓인다. 호박죽은 변비에 좋으며 유자탕은 몸을 따뜻하게 해주고 마음을 부드럽게 해준다.

용기가 새롭게 자리했습니다."

지금 그 부장은 정년으로 퇴직했으며 U씨의 원형 탈모증이 완치된 것은 말할 것도 없다.

**방법 7**

한 월간지의 편집장으로 근무하는 사람은 어수선하고 분주한 마감이 지나고 나면 호텔을 찾아간다. 그렇다고 해서 호텔에 숙박하는 것이 아니라, 호텔 로비에 앉아 출입하는 외국인을 바라보는 것이다. 즐겨 가는 곳은 물론 외국인이 많은 호텔이다.

"떠나고 도착하는 분위기에 젖어 있으면 어쩐지 먼 외국으로 여행이라도 나선 것 같은 기분이 들기 때문이지요. 저에게는 아주 좋은 기분전환 방법이 되고 있습니다."
라고 그는 말한다.

그는 학창시절 취재기자로 여러 나라를 다녔다고 하는데, 호텔 로비의 이국적 정서와 분위기는 그를 학생시절로 되돌아가게 하여 심신을 편안하게 하는 원인이 된다고 한다.

그처럼 자신의 젊고 싱싱했던 때를 생각하게 하는

장소에다 몸을 놓고 기분을 전환한다는 것도 멋진 자기만의 스트레스 해소법이 된다.

대학의 캠퍼스는 물론 음악다방, 콘서트 홀, 대중 목욕탕 등 '그때'를 방불케 하는 장소는 주위에 많을 것이다.

### 상식 밖으로 벗어나는 것이 바로 유쾌해지는 신생활법
– 바뀐 환경의 효과

"욕탕 안에서 신문과 책을 읽으면

집중이 잘되며, 기분도 상쾌해지고 최상이 된다."

"그 날의 기분에 따라 걷는 길을 바꾼다.

스트레스 해소는 원래의 호기심을

충족시키는 것으로 한다."

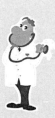

### 알아두면 유익한 건강지혜

몸에 꼭 맞는 팬티나 청바지, 그리고 넥타이 등은 모세혈관의 경련을 초래하며 구내염, 당뇨병, 위궤양, 자폐증 등 다양한 병을 일으키기 쉽다. 항상 여유를 두는 것이 좋다.

## 방법 1

어떤 회사 사장은 건강법에 대한 질문을 받으면 곧,

"아침 목욕을 하는 것이지요. 아침에 목욕을 하고 나면 하루 종일 상쾌합니다."

라고 대답하며 주위 사람들에게 아침 목욕의 효과를 설명한다.

젊은 여성들에게 인기가 있는 한 칼럼리스트는,

"아침에 느긋하게 욕탕에 들어갔다 나온 후에 일하러 간다."

고 말한다.

한 여류작가도 밤에 약간 따뜻한 물로 목욕을 하고 느긋하게 책을 읽는 시간이 자신이 제일 좋아하는 시간이라고 한다.

방송국의 특파원으로 파견되어 매일 딱딱하고 고된 생활을 되풀이하고 있는 어떤 기자는 처음으로 우리의 목욕풍습을 알았을 때 상당히 당황했었다고 한다.

그는,

"저희 나라에서는 거의 샤워만 합니다. 10분이고 20분이고 시간에 구애받지 않고 욕조를 쓴다는 것은 생각해 보지도 않은 일입니다."
라고 말한다.

그리고 그는 그 후부터 욕조에 들어갈 때에는 신문과 잡지를 반드시 2~3권 가지고 들어간다고 한다.

"욕조 안에서 신문이나 책을 읽으면 집중이 잘되고 기억도 쉽게 됩니다. 그리고 욕탕에서 나왔을 때에도 기분이 상쾌했습니다."
라고 그는 덧붙인다.

사실 어느 여배우도 목욕을 함으로써 스트레스를 해소한다고 했다.

**방법** 2

일상생활을 하는 집에서 차를 타러 가는 거리에서도 인생을 즐겁게 하는 열쇠를 발견할 수 있다. 보통 집에서 버스 정류장이나 역까지는 최단거리를 택하

**알아두면 유익한 건강지혜**

위궤양, 십이지장궤양에는 아스피린이 함유된 해열제나 진통제는 좋지 않다. 이것이 치료된 후에라도 의사를 대할 때에는 일단 '전에 위궤양을 앓은 적이 있었다'고 말하는 것이 좋다.

며, 또 당연한 이야기이다. 출근시에는 시간과 싸우며 일분 일초라도 허비할 수가 없는 게 지금 우리들의 현실이다.

그런데 한 만화가는 그 날의 기분에 따라 걷는 코스를 바꾸고 있다고 말한다. 언제나 가는 길, 수목이 우거지고 급커브가 있는 길, 돌계단을 올라가야 하는 길, 조그만 구멍가게만이 문을 열고 있는 옛 상점가를 빠져나가는 길 등 어느 코스를 선택할 것인가는 현관을 나설 때의 기분으로 결정한다는 것이다.

풍경과 기분의 상관관계를 심리학자에게 분석시킨다면 정확하다고 할 수 있을지는 모르지만, 그다지 어렵게 생각할 필요도 없을 것 같다.

걷고 싶은 길을 본능적으로 선택한다는 것은, 산과 들을 산책하는 것과 같은 정도의 스트레스 예방효과가 있다. 다만 적어도 5분 내지 10분 정도 일찍 집을 나가는 것이 전제되어야 한다.

스트레스란 양쪽에 날이 서 있는 칼과 같아서 전혀 없다면 인간은 일찍 죽어 버린다고 한다. 스트레스를 축적하는 것은 좋지 않지만 적당한 스트레스를 맛보는 것은 장수의 비결이기도 하다.

어떤 외과의사도,

"1mm의 몇 분의 1이라도 잘못하면 피가 5m나 품어 올라오고 만다는 수술시의 긴장감이나 스트레스를 매일 한 차례씩 맛보고 있는 것이 건강의 비결이랍니다. 다만 스트레스를 해소하기 위해 골프를 즐기기는 하지요."

하고 말한다.

이야기는 그것으로 끝났지만 노력의 건너편에는 성취감이 있었다. 마라톤에서 1등으로 골인하는 순간에 '해냈다'고 하는 성취감은 스트레스 해소에 아주 중요한 작용을 한다. 그리고 그 성취감은 노력 없이는 획득할 수가 없는 것이다.

아침에 5분이나 10분 정도 일찍 집을 나서서 대중교통을 이용하기 위해 여러 갈래의 길을 가본다는 것은 노력이다. 그러나 시간을 들여 노력을 하더라도,

### 알아두면 유익한 건강지혜

간장은 체내의 유해물을 처리하고 해독하는 역할을 하나, 변비로 인한 장내에 부패가 일어나면 유해물이 발생되기 때문에 그만큼의 간장에 부담이 간다.

기분에 따라 코스를 다르게 선택해서 실행할 수 있게
된다면 거기에는 성취감이 생기는 것이다.


**방법** 3

은행에 근무하는 O씨의 경우는 지금 한 점술가의
인상점술에 몰두하고 있다. 판매되고 있는 책을 구입
하여 독자적인 공부를 하고 있는데, 점심시간에는 여
사원을 상대로 여러 가지 전문 용어를 구사하며 실제
훈련에 임하고 있다고 한다.

"제가 관상을 본다는 말이 사내에 퍼졌습니다. 동
료들은 점심을 먹고 난 휴식시간에 먼저 봐달라고 합
니다. 그렇게 해서 젊은 여자들의 얼굴을 대하게 되
는데, 그것이 바로 좋은 스트레스 해소가 되는 것입
니다."
라고 그는 말한다.


**방법** 4

낮 12시가 되면 어떤 회사의 사장은 넥타이를 풀고
운동복으로 갈아입은 후 공원으로 향한다. 최근에 생
긴 '운동코스'에서 가볍게 땀을 내며 수목으로 덮여

있는 광장을 한가로이 걷는다. 도중에 백조에게 모이를 준다. 그 후에 점심식사를 한다. 한 시간만 지나면 손님이 많지 않기 때문에 여유를 가지고 음식을 즐길 수 있다.

두 시간의 휴식. 우아한 시간을 보내는 방법이라고 할 수는 없으나 배울 점은 거기서 나타나는 적극성이다. 자기 자신이 '사장도 걸어야 할 때는 걸어야 한다'는 점을 자각하고 그것을 적극적으로 실천하는 자세에서 배울 점이 있다고 생각한다.

**방법 5**

일하다가 막히면 주방으로 간다는 어떤 만화가는 주방으로 들어가면 팔을 걷어붙이고 빈 병을 휘저어 씻는다. 그것이 끝나면 이번에는 유리로 된 접시를 닦는다. 기름이 묻어 있으면 그것을 지우고 반질반질

**알아두면 유익한 건강지혜**

식사와 다음 식사 사이는 5~6시간이 이상적이다. 그 이상의 시간을 공복상태로 있으면 위궤양에 걸리기 쉽다. 도저히 시간이 없어서 식사를 못할 경우에는 치즈나, 우유 등으로 공복시간을 막아야 한다.

해질 때까지 닦는다.

그는 그 시간을,

"제가 가장 소중히 하고 있는 시간입니다."

라고 말한다.

'남자는 주방에 들어가는 것이 아니다' 라는 것은 옛 말이다. 남자야말로 주방에 들어가서 마음의 평정을 갖도록 해야 한다는 사고 방식이 바로 현대적인 것이다.

또 어떤 탤런트는 기분이 착잡할 때에는 집으로 달려가서 요리를 시작한다고 한다. 대여섯 시간에 걸쳐 자신이 잘 만드는 요리를 한다. 아내나 아이들에게 멋지다는 칭찬을 받으면 단숨에 스트레스가 해소되고 기분이 급상승한다.

또 한 배우는 김치 담그는 일에 심취해서 부엌에는 그의 전용 냉장고까지 준비하고 있을 정도이다.

또 어떤 아나운서는 매일 자기가 좋아하는 구이를 만든다. 재료를 준비하는 것은 물론 부인의 몫이다. 그는 오로지 철판에다 자신이 좋아하는 구이를 지글지글 굽는 것으로 마음을 공백상태로 두고 긴장에 대비한다고 한다.

## 방법 6

젊은 영화감독의 경우는 스트레스가 쌓이면 집에 들어앉아 청소와 빨래를 열심히 한다고 한다. 왜 그러냐는 질문에 그는 즐겁고 좋아서 한다고 대답한다. 좋아하는 것과 즐거워하는 것이 중요한 요소가 된다.

남자가 여자의 영역에 손을 대어도 상관없는 일이며, 어른이 아이의 영역이라고 지정된 것을 엿보아도 누구 하나 나무라지 않는다. 아니, 그와 같은 미지의 영역이야말로 의외로 자신을 컨트롤 할 수 있는 도구가 감춰져 있다는 생각이 든다.

'모처럼의 일요일이니 실컷 잠을 자게 해달라' 는 말은 매우 귀에 익은 말일 것이다. 그리고 당연한 이야기일 것이다. 새벽부터 출근길에 시달려 심신이 함께 소모되며, 간신히 집에 돌아와 누우면 벌써 아침이 되고 만다. 그리고 또 시달리는 출근길의 연속이다.

**알아두면 유익한 건강지혜**

고섬유식-당근, 무, 우엉-은 대장암 예방에 상당히 좋은 효과가 있다. 수분흡수가 잘되어 변의 양이 많아지고 발암물질의 양이 적어지며 몸 밖으로 빨리 배출된다.

그러니 '하다 못해 일요일만이라도' 하는 심정을
이해할 수 있다. 그러나 어떤 사람의 이야기를 듣고
있으면 그런 말이 상식적인 거짓말임을 깨닫는다.

**방법 7**

"저는 쉬는 날에도 아침 일찍 일어납니다. 일어나
는 것이 즐겁기 때문인데, 이것은 각자가 생각하기
나름이지요. 미래를 내다보며 살기 위해서는 자기 스
스로 즐거움을 찾지 않으면 안 됩니다.

사업을 시작해 5년 동안 바쁘게 일만 했습니다. 취
미도 무시하고, 운동도 안하고 쉬는 날에는 잠만 자
는 일상생활이 되풀이되고 있을 때, 어떤 분에게 '네
가 잠을 아무리 많이 잔다고 해도 피로는 가시지 않
을 것이다' 라는 충고를 받은 이래 지금의 스타일로
생각을 바꿨습니다."
라고 한 회사의 사장은 말한다.

이것은 의학적으로 봐도 틀린 것이 아니다. 50~60
세까지는 분명히 몸을 움직이는 편이 피로를 더는 것
이다. 일요일 점심때까지 잠을 자거나, 뒹굴면서 책
이나 TV를 보거나, 저녁때 술을 한잔하고 일찍 잠자

리에 들거나 하면 심신이 함께 태만하고 게을러진다.

어떤 사람은 일요일에 골프를 치거나 바다 낚시를 가기도 하는데, 아무튼 바다 낚시를 하거나 골프를 하는 것만이 운동이라고는 할 수 없다. 근처의 작은 공원에서 아이들과 함께 캐치볼을 하는 것도 좋을 것이며, 교외로 나가 느긋하게 산책을 하며 계절 따라 피는 들꽃을 즐기는 것만으로도 운동효과는 날 것이다.

요는 피곤이란 것은 수동적이 아니라 능동적으로 제거해 버려야 한다는 것을 잊어버리지 말아야 한다.

어떤 한 건축가 역시 휴일을 유용하게 이용할 것을 주장하는 사람 중의 한 명이다. 그는 '쉰다고 해서 일주일을 집에서만 뒹군다면 아마 위까지도 잠잘 것' 이라고 말한다. 이 사람의 경우 일요일과 휴일에는 원칙적으로 집에 있을 때가 많다.

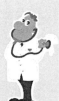

### 알아두면 유익한 건강지혜

발의 근육강화는 혈액순환을 잘되게 하여 대뇌중추를 자극하여 노화방지가 된다. 운동량으로는 하루 최저 일만 보, 약 7km 정도 걷는 것이 좋다. 골프의 한 라운드는 최저 일만 보를 걷는 셈이다.

**방법** 8

집안에 있더라도 그냥 아무 일도 하지 않고 뒹구는 것이 아니라, 카메라를 만지작거리거나 음악을 듣거나 자료를 정리하거나 하며 쉬지 않고 뇌세포에 자극을 주고 있다. 이것이 집에 있는다고 해도 건강을 촉진시킬 수 있는 하나의 예이다.

이야기를 어떤 사장에게로 돌아가 보자. 그 사장은 또 일에서 떠나게 되면 마음껏 긴장을 푸는 방법을 마스터하고 있다.

"술을 마시므로 스트레스를 해소할 수 있다는 것은 거짓입니다. 술은 스트레스를 해소할 수 없습니다. 그렇게 참고 있다가 스스로의 스트레스 해소법을 몸에 익혔답니다."
하고 그는 말한다.

회사에서 한 걸음만 밖으로 나가면 일에 대한 것은 아무것도 생각지 않는다. 기억도 안 한다. 아침에도 그렇다. 6시에 일어나면 목욕을 하고 아침식사를 한다. 집은 9시에 나선다. 차에 탄 후에는 회사 일을 생각하기 시작한다.

차가 회사에 도착하는 순간부터 일에 집중한다. 기

분을 잘 조절한다는 것이다. '생활리듬'이란 것을 똑바로 마스터하고 있는 것이 훌륭하다고 생각된다. 대단히 배울 점이 많다.

**방법** 9

불규칙한 생활을 강요당하는 한 그래픽 디자이너는 아침 6시에 기상하여 소년 축구팀의 연습을 도와주러 가는 것이 그만의 즐거움이다.

"조금 도와주는 것뿐이죠. 주로 소년들이 연습하다 빠진 볼을 주워주는 일입니다. 그렇지만 그것만으로도 충분하답니다. 일주일에 한 번 '몸에 좋은 일을 하고 있구나' 하고 생각할 뿐이죠. 일종의 자기암시효과라고나 할까요? 한 주에 한 번 6시에 일어나는 것을 실행하기 시작한 후로부터 굉장히 컨디션이 좋아졌답니다."

**알아두면 유익한 건강지혜**

몸의 각 기능은 자연의 리듬에 따라 낮에는 활발하게 일하고 움직이나 밤이 되면 갑자기 쉬고 싶어하게 된다. 그런데 밤에도 일을 하게 되면 알지 못하는 사이에 각 기관이 혹사당하여 노화를 재촉하는 결과가 된다.

일요일만은 일찍 일어난다는 라이프 스타일을 실천하고 있는 이 사람처럼 일상의 불규칙한 생활을 하고 있는 사람에겐 괜찮은 일일 것이다.

## 방법 10

카메라맨인 어떤 사람은 연말연시가 되면 매주 일요일 새벽, 가까운 기독교계의 유치원에서 주최하는 주일학교에 예배를 드리러 가는 것을 생활화하고 있다.

그는 이렇게 말하고 있다.

"나는 달리 크리스천도 아닙니다. 그렇지만 일주일에 한 번, 그것도 의식적으로 일찍 일어나서 예배에 참석하는 것으로 스스로 마음을 정화하고 있죠."

소년 축구팀의 심부름이건, 주일학교의 예배이건 중요한 것은 '좋은 일을 하고 있다'고 하는 플러스 암시의 효과이다. 그것이 바로 일주일간의 스트레스를 제거해 버리는 효과를 가지고 있는 것이다.

## 방법 11

"아침에 사이클로 기분을 잔뜩 부풀게 한답니다."

라고 말하는 한 건설회사의 인사부장은 출근을 준비하는 한 시간 전에 일어나 집 가까이에서 자전거를 탄다. 신문배달을 하는 사람과 우유배달을 하는 사람들에게 큰 소리로 인사하는 것으로 일과를 시작하는 것이다.

"다른 사람보다 일찍 일어난다는 것만으로 '저 자신은 다른 사람들보다 적극적으로 살고 있다'고 생각합니다. 사소한 근심 따위는 바로 날려보낼 수 있는 에너지가 체내에 끓어 넘치는 것 같은 기분이 됩니다."

라고 그는 덧붙여 말한다.

옛부터 '일찍 일어나는 것은 건강을 지키는 시작'이라는 말이 있는데, 의학적으로 보아도 맞는 말이다. 인체는 약 60조에 달하는 방대한 숫자의 세포로 구성되어 있고, 모두 깨어나는 데는 두 시간이 걸린

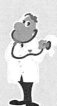

**알아두면 유익한 건강지혜**

눈을 쉬게 하기 위해서는 한동안 눈을 감거나 멀리 멍하게 바라보는 것도 좋은 방법이지만, 더 빨리 피로를 없애려면 따뜻한 수건으로 찜질하는 것이 좋다. 차가운 수건으로 찜질하는 것은 역효과이다.

다고 한다.

그러니 부인이 세 번, 네 번 깨워야 간신히 눈을 뜨고, 세수도 하는 둥 마는 둥 신문을 읽으며 아침을 먹거나, 빵을 입에 문 채 상의를 걸치고 뛰어나가는 사람은 아직 절반의 세포도 눈뜨기 전에 전장으로 뛰어들어가는 것과 같은 셈이 된다.

건강장수의 기본은 아침 일찍 일어나는 것이다. 그것도 30대부터 일찍 일어나는 충실한 아침을 보내야 하는 것이다. '건강에 좋다는 것은 알고 있지만 어렵고 잘 안 되는 것이 아침 일찍 일어나는 것'이라고 말하는 것도 맞는 말이다. 특히 늦게 귀가하는 세일즈맨은 아침의 10분은 낮의 한 시간과 맞먹을 수 있다는 것도 잘 알고 있다.

그러나 할 수만 있다면 지금부터 40분간, 아니 30분간만이라도 일찍 일어나도록 노력해 보자. 조금 일찍 일어나서 세수를 하고 밖으로 나가보는 것이다. 그리고는 크게 심호흡을 되풀이한다. 그런 후에 가벼운 운동을 한 다음 온수로 샤워를 하고 냉장고의 차가운 주스를 먹는다면, 이것으로 60조나 되는 세포의 과반수는 눈을 뜨게 되는 것이다. 그리고 나서는 느

굿하게 신문을 읽고 하루의 계획을 세운다.

만약 그렇게 한다면 '자신은 인생을 적극적으로 살고 있다'고 하는 상쾌한 기분이 될 것이다. 처음 며칠 동안은 고통이 따르겠지만 그 고비를 넘기면 30분 일찍 일어나기를 몸이 먼저 요구하게 될 것이다.

**방법 12**

장기간에 걸쳐서 월요일부터 금요일까지 아침 방송의 사회를 맡고 있는 한 아나운서의 스트레스 해소법은 이렇다. 금요일 밤은 마음껏 술을 마시고 즐겁게 지내며 토요일은 하루종일 잠을 잔다. 일요일은 신발장 안의 구두를 모두 꺼내서 번쩍번쩍하게 닦는다고 한다.

부인이 그만두라고 하면 화를 내기 때문에 이젠 모르는 척한다고 했다. 구두를 깨끗하게 닦음으로써 그

**알아두면 유익한 건강지혜**

심장이 약해져 있는 사람이 무거운 이불을 덮는 것은 압박을 가하게 되어 강한 발작의 원인이 된다. 그럴 때에는 가볍고 따뜻한 모포를 덮거나 잘 말린 가벼운 이불을 덮으면 좋다.

는 마음의 평정을 지속한다고 한다.

**방법 13**

또 다른 아나운서의 경우는 낚시가 그 기분전환법이라고 한다. 초조감이 쌓이면 잠자는 시간을 아껴 경치를 즐기며 낚시바늘을 드리운다. 그리고 중요한 회의 전날에 낚시로 혼자의 기분을 만끽한다고 한다.

사람이 스트레스를 느끼면 체내에 아드레날린이 분비되어 스트레스와 대항한다고 하는 것이 의학적으로 실증되어 있으나, 어느 대학에서 뇨중에 있는 아드레날린의 양을 측정한 결과 가장 분비량이 적을 때는 집에서 아무 일도 하지 않고 있을 때라고 한다.

가정이 바로 오아시스이다. 그런데 부인 중에는 그것을 인식하지 못하는 경우가 많다. 예를 들어 남편이 오랜만에 일찍 귀가하면 부인은 좋아서 부드러운 말을 건네고 정성을 다하여 대접하려 한다. 그러나 귀가시간이 늦어져서 10시쯤 되면 환영하는 태도가 줄어들며, 더욱이 12시를 넘기면 부시시한 표정으로 맞는다.

간혹 자정이 넘어 귀가하면 부인의 표정은 사납게

변하고 만다. 그리고 한 마디 한 마디가 가시 돋친 목소리가 되어 버린다. 그러나 남편이 장수하기를 원한다면 지금까지의 행동을 거꾸로 해야 한다.

남편이 일찍 귀가하는 날이란 밖에서 스트레스를 맛보는 횟수가 그만큼 적었다는 것이기 때문에 별로 소중하게 다룰 필요는 없다. 설령 술을 마셨다고 해도, 혹은 노름을 하고 있었다고 해도 늦게 귀가한다는 것과 병행해 스트레스를 받는 횟수가 점점 많아지는 것이다.

즉, 아드레날린의 분비가 많아지고 있다는 말이다. 그러므로 남편을 소중히 여겨야 할 필요가 있는 것이다. 만일 그렇지 않다면 남편은 안과 밖에서 스트레스를 받게 되는 것이다.

스트레스의 장애로는 위궤양, 십이지장궤양, 고혈압, 심장병, 자율신경실조증, 심신증 등을 말할 수가

### 알아두면 유익한 건강지혜

발가락이 자유롭게 움직이지 않는 구두는 발의 혈액순환을 나쁘게 하여 무릎의 관절통과 요통의 원인이 될 수 있고, 어깨도 아프며 간장장애를 일으키는 등 온몸에 각양각색의 나쁜 영향을 주게 된다.

있다. 많은 의사들은 그 원인으로 '일로 인한 스트레스' 라고 판단하기 쉬우나 실은 가정 내에서 받은 스트레스로 기인된 장애가 있는 케이스가 너무나 많다.

여기서 재미있는 점은 매년 4월이 되면 위궤양과 십이지장궤양환자가 급증하고 있다는 점이다. 음울했던 겨울이 지나 상쾌한 계절, 스트레스를 받기에는 대조적인 자연환경임에도 불구하고 왜 환자가 많아지는 것일까?

그것은 이 계절에는 아이들의 진학문제 혹은 취직문제 등으로 가정내에 스트레스를 가져다 주는 요인이 많기 때문이다. 회사에서는 임금인상과 전근과 승진문제 등으로 걱정을 하게 되며, 집에 돌아오면 가족의 문제에 쫓겨 급기야는 강한 스트레스 펀치를 맞는 것이다.

특히 4월이 되면 각 가정의 부인들에게 부탁하고 싶은 것이 있다. 새벽 두 시가 되든 세 시가 되든 남편의 귀가를 따뜻한 마음으로 반겨야 한다. 아무리 늦게 돌아와도 남편은 이튿날 아침에는 또 출근을 서둘러야 하기 때문이다. 회사에 가서 낮잠을 잘 수는 없다.

늦게까지 기다린다는 것이 얼마나 괴로운지 알고

있으나 그래도 그렇게 하는 것이 현명한 부인이다. 여기에 차가운 물수건이나 영양제라도 내주어 될 수 있는 대로 빨리 잠들게 해주는 것이 좋다.

만약 여기서 불평불만을 연발하며 한 시간 혹은 두 시간 동안 잠들지 못하고 시달리게 된다면 남편은 도대체 어떻게 될 것인가? 밤늦은 시간에 기다린다는 것이 사실 무리한 일이기는 하다. 부인이 잠을 참을 수 없다면 메모라도 남겨놓는 지혜도 좋은 방법이다.

예를 들어,

"오늘 피곤하시죠?"

하는 간단한 메모는 남편의 스트레스를 해소시켜 주는 데에 큰 도움이 될 것이다. 책상에 앉아서 공부 좀 하라며 어머니께 야단맞은 기억은 없는가? 혹은 자기 방에서 라디오 심야방송을 들으면서 참고서에다 붉은 줄을 긋고 있을 때 갑자기 아버지가 문을 열고,

### 알아두면 유익한 건강지혜

맨발로 지내거나 바닥에 구슬들을 깔아놓고 그 위를 걷거나 발가락으로 구슬을 줍는 등의 운동을 하면 발바닥 근육에 힘이 들어가 뇌도 활성화가 된다. 중풍에 걸린 후에 하는 것은 너무 늦다.

"라디오를 들으면서 공부를 하다니, 무슨 능률이 오르며 어떻게 공부가 되겠어! 빨리 라디오 꺼!"
하는 주의를 받은 경험이 없는 사람은 별로 없을 것이다. 지금 자신은 이미 아버지가 되었을 것이며, 어머니가 되어 그 당시 부모에게 강요당해 공부한 기억대로 자신의 자녀에게 강요하고 있지는 않은지 생각해 볼 일이다.

조용한 환경이 시끄러운 것보다는 낫다고 하는 것은 거짓말은 아니다. 그렇다고 해서 그것이 절대적으로 맞는 진리라고는 생각되지 않는다.

사람에 따라서는 '조용한 환경에 있으면 뇌의 활성화가 안 된다' 고 하는 경우가 있는 것 또한 사실이다.

## 방법 14

지금은 한 보험회사에서 일하고 있는 어떤 사람은 어느 해 여름 독자적으로 효율적인 공부법을 발견하여 비약적인 성과를 올렸다고 한다. 그 방법은,

"지하철 안에서 참고서를 읽으면 웬일인지 활자에 집중하고 있는 자신을 깨닫게 됩니다. 밤늦게 방에서 공부를 하고 있으면 어찌된 일인지 온갖 잡념이 일어

나 어쩔 수 없이 만화를 보거나 하는 일없이 시간을 보내게 되죠. '나는 왜 이렇게 집중력이 없을까?' 하고 자기 불신에 빠지기도 한답니다. 그래서 무슨 좋은 수가 없을까 하고 이것저것 생각하고 있노라니 우연히 지하철 속에서 집중하던 모습이 생각났습니다."

그는 생각 끝에 한 가지 방법에 착안했다. 녹음기를 지하철 안으로 가지고 들어가 덜컹거리는 소리와 지하철의 독특한 소음을 녹음했다. 그러고 나서 밤늦게까지 그 녹음기를 틀어놓고 자신의 방을 지하철과 같은 환경으로 만들어 공부를 했다고 한다.

아르키메데스는 목욕탕 안에서 원리를 발견하기도 했으며 뉴턴은 뜰에서 사과가 떨어지는 것을 보고 만유인력의 법칙을 발견했다.

소음이 많고 시끄럽거나, 활동하는 편이 뇌의 활성화가 더 잘되는 경우가 있다는 것은 학문적으로도 입

**알아두면 유익한 건강지혜**

운동을 할 때에는 식후 2~3시간 정도 지난 후가 좋다. 식후 곧바로 한다면 뇌에 가야 하는 혈액이 줄어들어 뇌빈혈을 일으키며 공복시에 운동을 하게 되면 저혈당으로 쓰러질 위험성이 있다.

증되어 있는 바이다. 또 어떤 재수생은 특정 대학을 목표로 정하고 아침 8시에 집을 나서서, 아무렇지도 않은 얼굴로 대학생들과 섞여 캠퍼스로 향한다. 느긋한 걸음으로 구내를 한바퀴 돈 후에 다시 지하철을 타고 집에 돌아가 맹렬히 공부를 한다.

이와 같은 생활을 일년간 되풀이한 끝에 원하는 대학에 합격할 수가 있었다. 외톨이가 되면 마음이 느슨해져 버리기 일쑤이다. 목표로 하는 대학의 캠퍼스를 발로 밟는다는 시도가 생활에 활력을 주어 성공한 것이다.


## 싫은 것은 피해 버리는 적극적 현상의 도피술
– 쓸데없는 일을 하는 효과

"아무리 바빠도 매일 밤 석 장 이상의 원고를 쓴다.
이것이 바로 마음의 활성화를 촉진한다."
"흥미 있는 정보를 알게 되면 즉각 전화한다.
당사자를 만나본다.
그러면 인생관이 몇 배나 넓어져서 즐거워진다."

**방법 1**

내가 들은 바에 의하면 그는 아무리 바빠도 매일 밤 책상에 앉아 최저 400자 원고지 석 장을 채우는 작업을 스스로의 스트레스 해소법이라고 한다.

늦은 밤 책상에 앉아 느긋한 속도로 자신의 마음을 있는 그대로 원고지에다 맡기는 모습이 눈앞에 떠오른다. 멋있고 지적인 생활이라고 말할 수 있다.

또한 회장님의 부지런함은 유일하게 안정을 취하는 시간인 차안에 있을 때일지라도 조금도 피로한 기색을 보이지 않았다. 영어회화 공부를 하거나, 최신 유행가를 따라 배우며 의상은 항상 최신 유행에 따른다.

'그런 시간이 있을까' 라고 생각하는 사람은 한번쯤 냉정하게 자신의 스타일을 되돌아봤으면 한다. 지하철 안에서, 회사에서의 휴식시간, 집에 돌아와서

**알아두면 유익한 건강지혜**

급히 밥을 먹거나 식후에 휴식을 취하지 않을 때에는 교감신경이 계속 긴장하고 있으므로, 교감신경을 릴렉스 시키고 부교감신경에 자극을 주면 위장이 정상적인 기능을 하게 된다.

넥타이를 풀고 멍하게 있는 시간, 화장실 안에서도 그와 똑같이는 안 한다고 하더라도 부지런함을 실행할 시간은 얼마든지 있다.

젊을 때에는 아무리 힘이 넘치던 사람일지라도 나이가 먹으면 어느 정도의 동맥경화가 일어나게 된다. 이것은 자연의 섭리로서 어쩔 수가 없다. 동맥경화가 일어나면 뇌는 외부로부터의 자극에 대해 젊을 때와 같이 적극적으로 반응하지 못하게 된다. 그리고 두뇌회전도 차츰차츰 무디어져 간다.

예를 들면, '회의석상에서 발언하지 않았다', '편지 쓰는 것이 겁난다', '사람 만나는 것도 두렵다', '동창회나 결혼식 등의 초대장을 받아도 겁이 나서 가지 않는다', '책을 읽거나 인기스타의 노래를 듣는 일들에 고통을 느낀다' 는 상태이다.

그러나 사회 변화는 급격히 빨라지고 있다. '아이들이 열중하고 있는 컴퓨터의 레벨을 알고 있는가?', '아이돌(IDOL)의 변화속도를 알고 있는가?' 풍속, 의상, 노래, 유행어 등 모든 것들이 놀라운 속도로 움직이고 있다.

겁쟁이 병에 걸리게 되면, '이제 나는 시대의 흐름

에 따라갈 수가 없다'고 생각하게 된다. 최근에는 젊은이 사이에서도 이런 종류의 병이 만연되고 있는 모양이다.

'어차피 나는' 하는 식으로 세상을 비꼬는 것 같은 대사를 입에 담는 것은 대단히 걱정스럽다. 이에 대항하는 요법으로는 부지런하게 움직일 수밖에 없다. 항상 자신의 주변에서부터 세계에서 일어나고 있는 일에 이르기까지 호기심을 가지려고 노력할 일이다.

**방법** 2

어떤 회사 사장의 경우 신문을 읽다가 조금이라도 흥미 있는 기사가 있으면, 그 기사의 주인공에게 '만나서 얘기를 나누고 싶다'며 바로 전화를 한다. 그러고는 자신의 호기심을 충족시킬 때까지 이야기를 듣는다.

그의 말에 의하면,

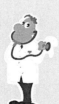

**알아두면 유익한 건강지혜**

으슬으슬 한기가 들고 감기에 걸렸을 때에는 41℃ 정도의 따뜻한 물에 한 숟가락의 소금을 넣고 발을 10분 정도 담그고 있으면 온몸이 따뜻해진다. 이때 곧 잠자리에 들면 가벼운 감기는 그 이튿날에 바로 낫는다.

"거절당하는 일은 없답니다. 실제로 만나보면 '이 것은 비밀입니다만' 하고 아직 활자화되지 않은 부분 까지 가르쳐 준답니다."
하고 말한다.

대기업 사장이 머리를 숙이면서 정보를 얻고자 하 는 자세야말로 두뇌의 젊음을 유지하는 노하우로서 는 이상적이라고 할 수 있다. 조금이라도 겁쟁이 병 의 징후가 보이기 시작한 사람에게 다음과 같은 제안 을 하고 싶다.

첫 번째, 지금 화제가 되고 있는 젊은 작가의 작품 이 있다면 반드시 한 번은 보도록 한다. 두 번째, 베 스트 셀러의 상위에 랭크되어 있는 것으로 문제소설 은 필히 읽어본다. 세 번째, 히트하고 있는 노래는 설 령 10대 가수가 부를지언정 귀를 기울여 보라는 것이 다. 그 가수가 10대이건 40대이건 히트한다는 것은 그 나름대로의 좋은 점이 반드시 있기 때문이다.

'바보스러운 일'을 예사로이 하고 있다면 어디에 가나 그것은 '바보스러운 일'이 된다. 그러나 '바보 스러운 일'이라도 진솔한 마음으로 짜임새 있게 한다 면 뜻밖의 효과를 가져다줄 수 있다.

**방법 3**

바쁜 나날을 보내고 있는 한 연예인은 그 바쁜 일상생활에서도 여가를 선용하고 있지만 주위에서 감동할 정도의 능청을 떤다.

그는,

"진지하게 살면 살수록 농담을 해야 할 필요성이 있습니다. 그것도 철저하게 말입니다."

라고 말한다.

그가 지금까지 해왔던 '바보스러운 능청'은 전화번호부에 있는 불특정 이름을 찾아내어 전화를 건 후 '지금 그곳으로 찾아가겠다'고 일방적으로 선언하는 것이다. 그러고 나서는 변장한 모습으로 전화를 받은 집을 방문한다.

또 어떤 날은 돌연 섹소폰을 구입해 불지도 못하면서 콘서트를 기획하여, 친구들을 모아 놓고 부는 흥

**알아두면 유익한 건강지혜**

초조해 하거나 혈압이 높아지면 호흡이 빨라진다. 반대로 호흡을 느긋하게 안정시켜 준다면 자율신경의 흐트러짐이 다스려져 혈압도 가라앉게 된다.

내만 내며 사람들을 웃기기도 한다. 그 '바보스러운 일'을 벌이는 동안 그는 한가할 틈이 없는 것이다.

**방법 4**

또 어떤 여성은 술을 마시면서 재즈의 리듬에 몸을 맡긴다. 그러는 동안에 어느 새 만취가 되고 몽롱해지면 그는 주위의 아는 사람에게 서슴없이 다가간다.

기분이 나빠서 달아나는 남자도 많다. 그러나 그녀의 좋은 점은 피하는 사람은 쫓아다니며 귀찮게 하지 않는다는 것이다. 그러고 나서,

"싫으면 할 수 없지. 그렇지만 싫지 않다면 우리 키스하자."
고 한다.

그녀의 경우 드러나지 않게 키스를 한다는 것이 중요하다. '바보스러운 일'을 철저히 함으로써 기분전환을 꾀하고 상쾌한 아침을 맞을 수가 있는 것이다.

'바보스러운 일'의 결정판은 어떤 두 사람의 이야기로, 두 사람이 술집에서 만취가 되었을 때 어느 편에서 먼저라고 할 것도 없이,

"맥주와 오줌 중 어느 쪽이 거품이 많은지 알고 있나?"

라고 하며 오줌을 눈 후, 그것을 마셨다는 이야기이다.

이렇게 열거한 예들의 중요한 점은 첫째 밝게 떠든 다는 것이고, 둘째 잘 아는 사람과 함께 있을 때만 실행한다는 것이며, 셋째 다투기 쉬운 사람이나 술에 취해 폭력을 휘두르는 사람과는 결코 행하면 안 된다는 것이다.

**방법 5**

'현실도피'라는 말은 먼저 나쁜 이미지를 갖게 한다. 다른 사람으로 하여금 낙오자, 비겁자 등의 마이너스 이미지를 연상하게 만든다. 그러나 현실도피를 건강의 원천으로 삼고 있는 사람이 있다.

그는 이렇게 말한다.

"저는 자신을 현실도피형이라고 부르고 있습니다. 무엇인가 괴로운 일에 직면하게 되면 목적은 바뀌지

**알아두면 유익한 건강지혜**

감자에 많은 칼륨은 심장을 잘 움직이게 하는 특효 성분이다. 더구나 다른 야채에 비하여 감자의 성분은 요리한 후에도 50%가 남아 있으며, 수프를 만들면 100% 이용할 수 있다.

않지만 생각하는 사고방식은 바꿉니다."

그가 젊었을 때, 외국의 어느 대학에서 유학하고 있을 때였는데 스키와 공부를 병행해야 했다. '혹시 졸업을 못하게 되는 것은 아닌가' 하는 불안감이 그의 머리를 무겁게 짓눌렀다.

그런 때에 자신에게 위로가 된 것은 '나는 졸업을 목적으로 공부하고 있는 것이 아니다. 만일 졸업을 못하고 귀국 한다면 나를 아는 사람들에게 웃음거리가 되기 때문에 공부하고 있는 것' 이라는 생각이었다.

웃음거리가 되는 것이 싫다. 즉, 그때가 자신에게 가장 견디기 어려운 괴롭고도 난감한 때였음을 실감나게 하는, 그래서 자극으로 받아들이게 된다는 것이다.

"인간이란 지금도 괴로운 일에 부딪치지만, 곰곰이 생각해 보면 그것보다 더 괴로운 일들이 얼마든지 일어날 수 있지요. 그것에 자신을 맞추면 현재 일은 그토록 괴로운 것이 아니라는 것입니다."
하고 그는 말한다.

스키를 하는 것도 마찬가지이다. 눈뿐인 산에서 스키는 죽음과 버금가는 괴로움이다. 몇 번이고 자신을 격려하면서 견디어 나감으로 인해 실력이 늘게 되는

데, 그 과정에서 그가 자신에게 한 말은,

"나는 우리나라에서 최고가 되기 위해 참고 견디는 것이 아니라, 외국에 나가고 싶기 때문이다."
라고 한다.

사소한 일로 기뻐하거나 낙심해서는 냉엄한 스포츠의 세계에서 승리할 수가 없다.

**방법 6**

'실패하지 않는 완벽한 인간이란 있을 수 없다' 고 자신에게 충고하므로 마음의 채널을 바꾸어 버리는 것이다.

만약 야구선수라면 자신의 타율을 높이기 위해 있는 힘을 다해 '타율 4할' 을 외친다. 설령 그것이 실현되지 않을지라도 이런 방법으로 자신의 감정을 다스리는 것이 좋은 결과를 가져오는 법이다.

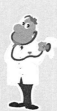

**알아두면 유익한 건강지혜**

고등어나 청어 등 등이 푸른 생선에는 식물성 식용유와 비슷한 지방이 많다. 이것은 혈액의 응고를 둔하게 하여 심근경색을 막는다.

**방법** 7

사람에 따라서 '현실도피'는 필요하다. 그것을 나쁜 일이라고 단정해서는 결코 안 된다. 지나친 기대를 받고 있는 사람은 목적을 바꾸면 마음이 편해진다는 것을 알아야 한다.

**방법** 8

어떤 프로덕션이나 프로듀서는 1%의 시청률에 울고 웃는 가혹한 세계에서 으뜸가는 전문가로 이름을 떨치지만, 그들은 어려울 때 난국 타개책의 하나로 '어차피 죽기야 하겠느냐'는 말을 곧잘 한다.

승부를 걸 때, 혹은 일하다가 막혀 버린 것 같은 느낌을 받을 때, 그 말을 혼자서 중얼거리고 있으면 이상하게 마음이 가라앉아 평온함으로 돌아온다고 한다. 이렇게 볼 때 '어차피 죽기야 하겠느냐'는 이 말이 정신적 밸런스를 유지해 주는 좋은 예가 된다.

**방법** 9

상심(傷心)으로 큰 괴로움을 만나면 어떤 사람은 시를 읊으며 마음을 달랜다.

'10년 후, 또는 20년 후에도 이 모양으로 고뇌할 것인가?' 하고 자문자답하면 날아가 버릴 것처럼 마음이 편안해진다고 한다. 이와 같은 마음가짐이야말로 건강상 장수에 유효한 방법이라고 말할 수 있다.

씨름선수, 정치가, 회사 경영진, 탤런트 순으로 생활습관의 불건전함이 서로 어울려 평균수명이 짧은 직업이라고 검증되어 있다. 그러나 그 중에서도 특수한 직업이라고 할 수 있는 것은 탤런트이다.

인기가 한창 상승하고 있거나, 정상에 있는 탤런트는 성취감을 맛보며 조그마한 정신적 피로는 쉽게 극복할 수 있는 심적 유연성과 두뇌의 유연성을 가진다. 그러나 내리막길의 탤런트들은 그렇지 않다는 데 문제가 있다.

그들은 공통적으로 자신들의 절정기를 기억하고 있기 때문에 불행한 현재의 모습을 절정기의 모습과

**알아두면 유익한 건강지혜**

새벽에는 지상 약 1.5m에 전날 오염된 공기가 침체되어 있다. 더러워진 공기를 송두리째 마시지 않으려면 조깅은 새벽보다 저녁에 하는 것이 좋다.

비교하게 되고, 그럼으로써 기분은 계속 우울해진다.

그렇게 되면 자신을 컨트롤하지 못하게 되고 깊은 마이너스의 수렁 속으로 빠져 들어가고 만다. 그 최후의 결과는 자살 등으로 나타날 수 있다.

스타로서 독자적인 지위를 쌓은 어떤 사람은 천국과 지옥을 체험한 사람 중 하나이다. 그는 교육대학 재학 중 그룹을 결성해 노래를 크게 히트시켰다. 그때가 그에게는 첫 번째의 황금기였다.

그러나 그 이후 그는 밑바닥까지 추락하고 말았다. 2,000명이 입장할 수 있는 곳에서 콘서트를 개최했는데 관객은 고작 15명이었다. 결국 그는 유흥업소를 전전하는 신세가 되었고, 그 이후 8개월 동안 최악의 시기를 맞고 말았다.

마침 부인은 임신 중이었다. 아이를 키울 수 없다는 말을 하고 싶었는데 그렇게 할 수가 없었다. 그는 접시닦이와 같은 허드렛일을 해야만 했다. 어느 날은 취한 손님이 그를 알아보고 '2년 전만 해도 잘 나가더니 이런 데서 접시닦이나 하고 있냐'며 욕설을 퍼붓기도 했다.

그런 중에도 아내는 자신을 마중 나왔다. 잊혀진

스타와 임신한 아내가 사람들 틈을 헤쳐 나오면서 만나는 장면은 정말 애절하게 느껴졌다. 이미 화려한 스포트라이트를 받았기 때문에 웬만한 사람이었다면 자포자기 할 수밖에 없었을 테지만, 그는 다시 일어섰다. 자신을 잘 컨트롤해서 상황을 극복한 것이다.

그는 어떻게 그 상황을 극복했을까?

그는 자신에게 다시 한 번 물었다.

'지금 나는 어쩌면 삶 가운데 제일 밑바닥에 있다. 이제 어떻게 할 것인가?' 하고 반문한 결과 '그것은 아주 작은 일일 뿐' 이라는 결론을 내리게 되었다는 것이다. 동경하는 사람을 언제나 마음 속에 간직한다는 것도 대단히 효과적인 자기 조정법이기도 하다.

이런 경우에 동경의 대상은 현존해 있는 사람보다 이미 고인이 된 사람 편이 훨씬 효과적이다. 유명한 위인이나 혹은 이미 돌아가신 할아버지나 할머니 등

**알아두면 유익한 건강지혜**

발이 붓고 피곤할 때에는 쉬는 것보다 걷는 편이 좋다. 걸음으로 근육 중의 모세혈관의 혈행이 좋아지며 수분을 함유한 부기가 빠진다.

주위에서 존경받을만 했던 분이라도 좋다. 고인이란 세월의 흐름에 비추어 볼 때 우리의 기억 속에서 점점 미화되어 간다. 훨씬 더 좋은 사람으로서 말이다.

그러므로 곤경에 빠졌을 때에 '당신 같으면 어떻게 할 것인가?'라는 물음에 대해 좀더 나은 대처상황으로 끌어 올려주는 반응을 나타내게 된다.

그는 끊임없이 자신이 간직하고 있는 동경의 대상과 이야기하면서 2년 간의 밑바닥 생활에서 탈출했다. 그는 다시 자신의 인기를 상승가도에 올려놓았다.

## 혼자만의 즐거움을 가지도록 하는 기분 전환법
– 자신의 모습을 다시 고쳐보는 효과

"운동은 하지 않는다. 그러나 멋내기와
지하철 이용으로 재충전하고 있다."
"긴장이 계속되고 피로가 축적되면
어릴 때 놀았던 공원에 나가
사람들을 바라보면서 긴장을 푼다."

수영을 하고 나면 체내의 세포가 활성화되어 상쾌한 기분을 맛볼 수 있다. 그러나 많은 비즈니스맨들이 시간적으로나 경제적으로 여유가 없는 형편이지만 '건강법'이라고 하는 것을 의식 속에서 도외시해 버려서는 안 된다.

이와 같은 사람일수록 운동을 하지 않고 몸을 단련하지 않아도 뇌세포만 자극해 주면 건강과 젊음을 유지할 수 있다는 말에 귀를 기울일 것이다.

### 방법 1

어떤 사람은 60대로서 다이어트를 계속해 175cm에 68kg의 이상적인 체격을 유지하고 있었다. 배가 나오면 마음에 드는 양복을 사 입을 수 없기 때문에 자신을 다스리는 것이라고 말한다.

30대, 40대를 지나 해를 거듭하는 것과는 반비례

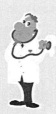

**알아두면 유익한 건강지혜**

냉증에는 뜨거운 목욕물보다 소금을 넣은 목욕이 좋다. 1인용의 욕조에서 목욕하면 온천치료만큼의 효과를 얻을 수가 있다.

해서 외모나 옷 입는 것에 점점 흥미를 잃고 무관심해지는 것이 보통 남성들의 상례이다.

'남자가 옷차림에 관심을 가질 필요가 있겠는가?' 라는 생각으로 자기 자신을 묶어두는 경우가 많은데, 이것이야말로 대단히 안타까운 것이다. 새 구두를 신으면 자연스럽게 발꿈치가 가벼워지는 것과 같이 마음에 드는 새 옷을 입는 것만으로 마음이 가벼워진다.

좀더 과장해서 말한다면 신사복 매장은 기분을 새롭게 한다. 더욱이 '저 디자인으로 할까' 하다가 코디네이터가 '이것이 좋을 것' 이라며 권하면 뇌세포의 활성화를 꾀하게 된다. 따라서 옷을 고르는 일이 흥미롭고, 무엇보다 마음의 충족을 제공하게 된다.


**방법** 2

또 그가 행하고 있는 다른 일은 지하철을 적극적으로 이용한다.

"시내에 살고 있습니다만, 가능하면 지하철을 타려고 합니다. 그렇게 하면 걸을 수가 있지요. 거기에다 약속이 있을 때에는 승용차보다 지하철을 이용하는 편이 훨씬 정확하게 시간을 지킬 수 있어요."

위의 말 그대로이다. 몸을 좀 편하게 하려거나 시간을 단축하려고 택시, 혹은 승용차를 타고 가다가는 길이 막혀서 초조해 할 경우가 더 많다. 그러므로 처음부터 지하철을 이용하는 편이 훨씬 시간도 절약되고 건강에도 좋다는 것은 두말할 나위가 없다.

우리가 먹는 음식과 하루에 소비하는 칼로리를 기준으로 생각해 보면 '하루 최저 1만보'는 성인 남자가 필요로 하는 보행수라고 할 수 있다. 어른의 경우 보통 보폭의 넓이는 60cm~70cm이다. 지하철을 갈아타야 하는 거리는 약 몇 보 등을 계산해서 하루에 만 보를 걸어야겠다는 마음으로 통근거리를 조사해 보면 많은 도움이 될 것이다.

어떤 탤런트는 자신의 헤어스타일을 자주 바꾸기도 한다. 금발로 염색하기도 하고, 돌연히 이상한 스

**알아두면 유익한 건강지혜**

고혈압인 사람은 뜨거운 목욕도 위험하지만 탕압에도 주의가 필요하다. 목욕물이 가슴, 폐가 있는 이상으로 올라가면 혈압도 올라가며 심장에 부담이 가게 된다. 고혈압인 사람은 허리부분까지만 물에 담그는 것이 적합하다.

타일로 바꾸기도 하며 주위를 아연케 하는 것이 그녀 나름의 스트레스 해소법인 것이다.

또 한 방송작가도 머리의 모습을 변화시킴으로써 기분전환을 꾀하고 있다.

"대학 재학시 평론가로 활동을 했습니다. 졸업 후에 방송작가인 동료와 함께 어울릴 때 머리를 길게 내리고 보통의 헤어스타일을 하는 순간 마음 속에서 갈등하고 있던 부분이 시원하게 녹아 버리는 느낌이 들었습니다. 남자도 20대, 30대에는 헤어스타일이 정신에 미치는 영향을 무시하지 못하죠."
라고 그는 말한다.


**방법 3**

또 어떤 사람은 토요일이 되면 책상서랍 속에서 추억이 담긴 무스를 꺼낸다고 한다. 그러고는 거울을 마주보며 약 한 시간 정도 준비해서 옛날의 헤어스타일을 재현하는 것으로 내적인 취미를 살리고 있다.

그렇게 옛날의 모습이 재현되면 가죽점퍼에 선글라스를 준비하고, 젊은이들이 모여드는 곳으로 출발한다.

"중고등학생들이 모여있는 곳에 30대 남자가 가죽

점퍼를 입고 들어가면 기분이 들떠 버린답니다. 모두들 '저놈은 뭐 하는 놈이지?' 하는 표정을 하며 제가 있는 쪽을 힐끗힐끗 훔쳐보죠. 그런 행동을 선글라스 너머로 맘껏 즐겨요. 정말 즐거운 일이지요. 또 그것이 저의 유일한 기분전환법이구요."

그가 보통 스타일로 중고생들이 모여드는 곳에 나갔다면 아마 특별하게 취급당하지 않았을 것이다. 그러나 현재의 젊은이들의 공통성을 받아들임으로 그들의 관심을 끌어들이고, 그 행위를 만끽하는 것이다.

**방법** 4

또 현역에서 은퇴한 어떤 테니스 선수는 테니스 지도를 위해 전국 각처를 돌아다니면서 생활하고 있다. 지도를 받는 사람의 프라이드를 상하지 않게 지도한다는 것은 대단히 신경을 써야하는 일이다.

**알아두면 유익한 건강지혜**

목욕 후에 독서를 하는 것은 일단 긴장이 풀린 눈에 다시 긴장을 더하게 되어 눈의 피로를 느끼게 한다.

이 일은 긴장감에 사로잡히기 때문에 관리를 게을리 하면 체내의 아드레날린 양이 상승 가도를 달리게 된다.

그는 어릴 때의 추억이 남아 있는 공원으로 가서 다양한 곳을 걷기도 하고, 벤치에 앉아 앞을 지나가는 사람들을 멍하니 쳐다보기도 한다고 말한다. 그는 외국인들이 아이를 동반하고 있는 것을 일거수일투족 관찰해 보면 아주 재미있다고 말한다.

지하철 안에서도 이런 것을 응용할 수 있다. 전차의 시트에 앉은 남녀를 아무렇지도 않게 관찰하고 그들의 의상 등을 관찰한다. '이 사람은 집에 돌아가면 어떤 일이 일어날 것'이라는 등 이것저것 상상하는 일은 대단히 즐거운 일이며, 그런 일들은 무엇보다 뇌 세포의 노화를 방지하는 데도 효과가 있다.

때로는 거울 앞에 서서 '내가 이렇게 멋진 남자였나?' 하고 의문을 가지며, 그 모습에 빠져들어 가 버릴 때가 있다. 또 반대로 '이런 모습은 아니라고 생각했었는데……' 하고 똑바로 쳐다볼 수도 없을 정도의 존재가 그곳에 클로즈업되어 있을 때도 있다.

그렇다. 한 마디로 '거울'은 자신의 컨디션과 조명

상태에 따라 연출하는 상에 상당한 다양성을 가지고 있다. 거기서 '자신에게 있어서 가장 좋은 상을 비춰 주는 거울과 사귀고 싶다' 는 생각마저 드는 것이다.

**방법 5**

예를 들면 어떤 여가수는 TV출연 때는 그렇지 않지만 지방공연을 갈 때에는 자신의 모습을 보러간다고 말한다. 대기실에 가면 먼저 거울 근처에 자신만의 장소를 만들고, 거울 속에 비친 모습을 봐 둔다. 다음은 대기실에 있는 다른 거울과 창문을 모두 종이로 가리고, 자신이 가장 마음에 드는 환경을 연출한 뒤에 느긋하게 거울 속으로 빠져든다고 한다.

거울 속에 있는 것은 자신이 가장 마음에 들어하는 얼굴이며, 그 얼굴을 대하기 때문에 정신적인 평온도 꾀한다고 말한다.

**알아두면 유익한 건강지혜**

혈압을 가장 높이는 색은 붉은색이며 그 다음으로는 주황색, 황색, 녹색, 청색의 순으로 혈압을 낮게 한다. 근육의 긴장을 느슨하게 해주는 색은 베이지색이다.

그녀처럼 거울을 이용하는 또 다른 여가수도 있다. 그녀는 좋아하던 상대가 다른 사람을 사랑하게 되면 슬럼프에 빠진다고 한다. 그때에는 거울을 보며 자신을 멋있다고 칭찬한다는 것이다. 그렇게 자기암시를 줌으로 해서 기분을 전환한다고 한다.

또 한 여가수는 일에 대한 슬럼프와 생리 때가 중복되면, 곁에 사람을 오지 못하게 할 정도로 저기압이 된다고 한다. 그럴 때 스탭들이 '너는 멋있어. 정말 예뻐' 라고 말해 주면 그 순간부터 활발해진다고 한다.

오랫동안 같이 생활하던 아내가 헤어스타일을 바꾸거나 새 옷을 입었을 때에 관심을 표현하지 않는 남편은, 위에서 말한 여가수의 예에서 보듯이 "정말 멋있어!' 라는 말 한 마디만 해준다면 아내의 정신건강에 기대 이상의 효과를 줄 수 있음을 기억하자.

**방법** 6

어떤 인기 배우는 거울 앞에서 화장을 하는 것이 자기암시법이라 한다. 보통 배우들의 화장은 메이크업 담당자가 따로 있지만 이 사람은 자신이 화장을 한다고 한다.

'화장품을 바를 때마다 맨 얼굴이 점점 사라지고, 자기가 맡은 역할을 충실히 해내야 하는 다른 자신이 나타난다. 바로 자기가 자기를 드러내기 위해서라도 화장이란 없으면 안 될 것 같다'고 그녀는 말한다.

　이전에 모 화장품 회사가 여성 프로그래머들에게 화장의 효과를 측정한 경우가 있었다. 화장한 여성과 맨 얼굴의 여성에게 같은 조건으로 프로그램을 세우게 해서 어느 편이 더 효율적인가를 측정하게 했는데, 화장을 한 여성에게서 더 효율적인 프로그램이 나왔다는 것은 말할 필요도 없다.

　화장은 모습을 단정하게 보일 뿐만 아니라 마음까지도 움직인다. 그렇기 때문에 남미의 인디언이나, 아프리카의 원주민, 고대 아시아 사람들도 의식이 있을 때에는 반드시 화장을 하고 기분을 북돋게 했다. 한정되어 있는 도구를 이용해 훌륭하게 활용했다고

### 알아두면 유익한 건강지혜

운동 후에 다량의 맥주를 마시면 혈액은 산성으로 기울어지며 혈중에 요산치가 높아진다. 이것이 되풀이되면 통풍발작, 동맥경화를 일으킬 수 있다. 맥주는 한 병을 넘지 말아야 한다.

볼 수 있다.

최근 남성용 화장품도 상점에서 많이 볼 수 있게
되었다. '화장이란 여자가 하는 것이다. 남자가 왜 화
장을 하는가' 라는 생각으로는 아무런 변화가 없다.
'어떻게 해볼까' 라는 감수성의 유연함이 필요하다.


### 5초만에 원기를 회복하는 사람들의 비밀 쾌락법
– 발산시키는 효과


"슬럼프로 불면증에 빠졌던 나를 살린 것은
참선이다. 잊어버림의 소중함과
그 비법을 배웠다."
"싫었던 일을 생각나는 대로 메모해서
그 날 안으로 버린다. 그렇게 하면 상쾌해진다."


어떤 록가수의 경우 브라운관에 싫어하는 탤런트가
등장하면 유유히 양말을 벗어 던져 버리고, 맨발을 화
면에 붙인 후에 '이놈아, 봐라' 라며 궁시렁거리는 것
으로 초라함을 해소하며, 가수 N씨는 브라운관을 향해

일방적으로 욕을 함으로써 울분을 터뜨린다고 한다.

### 방법 1

가요 프로그램에 나오는 가수들을 향해 '얼굴이나 씻고 화장을 고쳐서 나오라', '잘 부르지도 못하면서 그 모양으로 가수를 해서 10년 걸린다면 그것도 빠른 것'이라는 등 하고 싶은 말을 마음껏 한다.

또 브라운관을 향해 욕을 하는 일반적인 독설작전은 섬세하게 신경을 써야 하는 가수라는 직업에 있는 사람으로서는 대단히 효과적이라고 생각된다.

### 방법 2

어느 여배우의 경우 그 상대는 '꽃'이다. 일이 잘 안 되어 초라하게 혼자서 집으로 돌아온 밤이면 화분 앞에 서서 이러쿵저러쿵 궁시렁거린다며 그녀는,

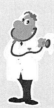
**알아두면 유익한 건강지혜**

최근의 것을 기억할 수 없는 것은 건망증이라고 하며 노인에게서 나타나는 치매와는 무관한 것이다. 치매는 판단력이 격심하게 저하된다.

"화를 내고 싶었던 것을 마음껏 쏟아내는 것이 최고이다."
라고 말한다.

일주일에 한두 번 정도 마음이 맞는 동료와 모여서 싫었던 사람들, 즉 프로듀서나 다른 동료의 흉을 보며 시끄럽게 떠든 후에는 큰 소리로 웃는다. 그것으로 기분이 매우 좋아진다고 한다.

**방법 3**

어떤 가수는 어렸을 때부터 높은 곳에 올라가는 것을 무척 좋아했는데, 나무를 타고 올라간 지붕에서 하마터면 떨어질 뻔했지만 지금도 그 습성에 남아 있는 모양이다. 그는 화가 나거나 하기 싫은 일이 있으면 옥상에 올라가 큰 소리로 절규한다고 한다.

**방법 4**

또 한 인기가수는 어느 잡지의 앙케이트 조사에서 '머리가 나쁜 연예인' 중 2위에 랭크되었을 때 초라해져서 낙심해 버렸다고 한다.

그녀는 가방에서 과자를 꺼내 순식간에 먹어버리

고는 '야, 이젠 후련하다' 며 바삭바삭 하는 소리와 '먹는다' 는 본능적 행위를 통해 기분전환을 시도했는데, 자포자기의 마음으로 먹으면서 스트레스를 해소하는 방법도 여성들에게 나름대로의 효과를 올리고 있는 것 같다.

여자의 입장에서 볼 때, '자포자기로 먹는 것' 은 결코 권할 방법은 아니지만, 이것은 확실히 스트레스를 해소하는 방법 중 하나이다.

그러나 스트레스가 해소된다고 해도 필연적으로 찾아오는 비만을 포함한 성인병의 원인이 된다. 되는 대로 먹기를 행할 때에는 될 수 있는 한 칼로리를 섭취하지 말아야 한다. 즉, 야채를 익혀 먹거나 묵이나 두부를 데워서 먹는다면 어느 정도 비만을 피할 수 있을지 모른다. 그러나 이렇게 먹는 방법이 스트레스가 풀릴지는 아직 의문이다.

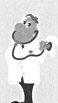

### 알아두면 유익한 건강지혜

호두 두 알을 손바닥 안에서 움직이다가 위로 던져서 떨어지는 호두를 눈으로 쫓으면서 잡는 동작을 몇 번 반복한다. 이렇게 하면 손의 말초신경을 적당하게 자극하여 뇌를 활성화시킨다.

연예인이란 일반인 이상으로 스트레스가 쌓이기 쉬운 직업이다. 혼자 있는 시간이라 해도 끊임없이 팬들의 눈을 의식하지 않으면 안 되며, 각 잡지사의 카메라맨에게 신경을 날카롭게 곤두세울 필요도 있다.

자신이 출연하는 프로그램의 시청률을 눈으로 확인하면서 프로듀서에게 신경을 곤두세우기도 하고, 또 방송평론가들의 독설도 감수해야 한다. 그들은 어떤 방법으로 기분전환을 도모해야 하는 것일까? 여기에 대표적인 방법 몇 가지만 소개하려 한다.

배우라는 이미지와는 거리가 있지만 어떤 여배우는 초조감이 상승하면 장독으로 뛰어가 팔을 걷어붙이고 장들을 휘젓는다고 한다.

**방법 5**

또 한 가수는 방송국에서 방송국으로 이동하는 사이에 책을 읽는다고 한다. 그것도 동화나 가벼운 책을 읽음으로써 영상과 활자라고 하는 두 가지의 세계를 체험한다는 것이다.

가장 초조해지는 시간이 '작곡하고 있을 때' 라는 한 작곡가는 거리를 2~3시간 어슬렁거리다가 양복이든 악세사리든 마음에 드는 것은 구입한다고 한다. 돈은 좀 들지만 마음이 가벼워진다고 말한다.

주먹으로 벽을 친다는 탤런트도 있고, 밤에 혼자 울거나, 요가와 체조를 하면서 마음을 상쾌하게 만드는 여배우도 있다. 요가나 체조는 미용효과도 고려한 기분전환법이라고 말할 수 있다.

**방법** 6

씨름선수와 결혼한 여성은 독신시절 초조해질 때는 물구나무를 서서 '와' 하고 절규하면 그 동안의 초조감이 사라져 버렸다고 한다.

**방법** 7

한 가수는 집안 가구의 배치를 바꾸는데, 밤중에 장롱과 침대, 그리고 소파 등을 이쪽에서 저쪽으로 옮

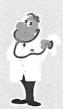

**알아두면 유익한 건강지혜**

흰죽은 위에 좋은 것이 아니다. 씹을 수가 없기 때문에 타액이 섞이지 않으므로 수분이 많아져서 위 속에 정체하는 시간이 짧다. 병원에서 흰죽을 주어도 토혈이나 절개했을 때만 먹는 것이 좋다.

기며 땀을 뻘뻘 흘린 뒤 샤워를 한 후 잠든다고 한다.

또 인테리어에 관심이 있는 어떤 사람은 무거운 물건을 들어올릴 때는 반드시 무릎을 꿇은 자세를 한후에 들어올린다고 한다. 이렇게 하지 않으면 허리디스크를 유발할 염려가 있기 때문에 또 다른 스트레스를 축적하지 않도록 하기 위함이라고 한다.

어떤 가수의 경우는 밤중이든 일요일 아침이든 가슴이 답답해지면 대청소를 시작한다고 한다. 테이블밑이나 카펫의 틈 등을 철저하게 청소하는데 깨끗이했을 때 성취감이 더 크다고 한다.


**방법 8**

'있는 힘을 다해 우는 것으로 슬럼프에서 탈출한다' 고 하는 어떤 사람은 울어야겠다고 마음먹으면 휴지를 준비해 놓고 엉엉 울어 버린다고 한다. 그는 눈물이 마를 때까지 울부짖으며 스트레스를 해소한다고 말한다.

또 대학을 다닐 때에 잡지를 창간하여 매스컴의 주목을 받았던 사람은 잡지 창간 때에 말로 형언할 수없는 고생을 했으며, 한 때는 신경성설사를 앓기도 했었다. 그러나 이 잡지는 극히 소수의 열광적인 팬을 확보 했으나 유감스럽게도 판매력이 없었다.

창간 후 3호를 끝으로 많은 적자를 안고 폐간을 결정한 그는 캠퍼스의 벤치 위에 올라서서 '이쪽을 봐 주세요!' 라고 외치고는 지퍼를 내려 자위행위를 시도했다.

도발적인 행위에 당연히 사람들이 모여들었다. 적당한 수가 모이는 것을 보고 자신이 창간한 잡지를 꺼내 '이 책 안에는 올바른 자위행위 방법이 있다' 고 광고를 했다는 것이다.

어쩔 수 없이 저지른 일이기는 하나, 캠퍼스 안에서 어처구니없는 일을 벌였던 그는 사람들의 눈에 띄는 행동을 아주 싫어하는 문학청년이었다. 캠퍼스에서 약장수 이상의 말솜씨로 책 광고를 끝낸 뒤에 하숙집으로 돌아와 혼자 걱정에 싸여 있었다.

'내일부터 학교에 갈 수 없을 것' 이라고 생각하며

### 알아두면 유익한 건강지혜

누우면 간장에 혈액이 흐르기 쉽다. 식후 30분 내지 한 시간 정도 누워 있으면, 풍부한 정맥혈이 흘러 위나 장으로 영양소가 들어가기 쉬우며 간장에도 도움이 된다.

한동안 이불 속에 파묻혀 있었지만 다시 마음을 고쳐먹고 텔레비전을 켰다. 그때 텔레비전에서는 바둑대국을 보여주고 있었다. 가만히 들여다보고 있었는데, 자기도 해보고 싶은 마음이 생겼다. 친구를 불러볼까, 혹은 내가 친구들에게 가볼까 하는 생각도 들었으나 학교에서 있었던 자신의 행동이 생각나서 태양 아래로는 나가기 싫었다. 그래서 바둑판과 알을 꺼내어 화면에서 바둑을 두는 대로 놓기 시작하다가 그 세계로 빠져 들어가 버렸다.

이것을 계기로 그는 바둑의 매력에 빠져 버렸다. 프로그램이 끝난 후에도 머리에서 바둑이 떠나지 않아 책을 구입해서 밤늦게까지 바둑을 두었다.

"허풍이 아니라 저는 혼자 두는 바둑 때문에 살아난 것 같습니다. 지금도 물론 두고 있지요. 바쁘거나 자잘한 걱정은 학생 때와 비교할 바는 아니지만 덕분에 신경성위염의 괴로움은 없답니다."
라고 그는 말한다.

혼자 두는 바둑으로 마음의 밸런스를 유지하면서 통쾌한 유머를 척척 고안해 낼 것이라 생각한다.

어떤 가수는 일단 걱정 근심에 빠져 들어가면 원형

탈모증에 걸릴 정도로 신경을 쓰지만, 그럴 때에는 '음악을 잊어버릴 수밖에 없다'고 생각하고 친구들과 어울려 오토바이를 즐긴다고 한다.

경험을 해본 사람이라면 이해가 되겠지만, 승용차를 운전하는 것과는 달리 오토바이는 날아가 버릴 듯한 쾌감이 있다. 그런 세계에 잠겨 몽롱할 때까지 세차게 달린다는 것이다.

폭주족이 달리는 것과는 차원이 다른, 30대의 분별력이 도리어 스트레스를 날려 버린다는 것은 정신의학적으로 보아도 주목해야 할 점이라 생각된다.

또 한 사람의 오토바이 선호자는 50cc 오토바이로 밤에 집 주위를 돌아다니며 '상쾌하다'고 외친다고 한다. 심야에 오토바이를 타고 혼자 달려가는 그 순간에 상쾌함을 느낀다는 것이다.

'세상에 이렇게 재미있는 것이 있는 줄 몰랐다'고

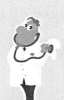

**알아두면 유익한 건강지혜**
녹차의 떫은 맛의 원인인 탄닌은 체내의 과산화지질을 감하게 하며 동맥경화를 막아주는 역할을 한다. 더욱이 탄닌은 산화되기 쉽기 때문에 효과적이다.

하는 사람들이 많다.

**방법** 9

남자라면 누구나 한번쯤은 하고 싶어하는 프로야구 감독도 실제로 그 자리에 있어 보면 코치, 선수, 후원회 등 온갖 방면에 세세하게 신경을 쓰지 않으면 안 되며, 날이면 날마다 피곤함의 연속이라고 한다.

'이기고 있을 때에는 괜찮지만, 투수가 슬럼프에 빠져서 지는 일이 많아지면 매스컴에서는 총공격을 하지요. 머릿속이 뒤죽박죽이 되어 불면증에 빠져 버릴 때도 종종 있고, 심할 때에는 수면제의 힘을 빌려 잠을 자야 하는 밤이 여러 날 계속된다'고 한 프로야구 감독은 말한다.

승리를 위해서는 젊은 투수와 타자의 육성이 제일 큰 문제이다. 감독이란 직책은 그라운드 위에서는 물론이며, 그라운드를 떠나도 그 일을 계속해야 한다. 예를 들면 젊은 선수의 기분과 성격을 파악하기 위해서는 그가 싫어하는 유흥업소에 가야 하는 경우도 있는 것이다.

신경을 쓰며 술을 마시는 것만큼 건강을 해치는 요

인도 없다. 그런 후 맑지 않은 정신으로 집에 돌아가 수면제 신세를 져야 하는 악순환의 날들이 계속되는 것이다. 그와 같은 날들을 그는 어떻게 극복했을까?

그는 절을 찾아가 좌선을 했다고 한다.

'좌선을 함으로써 잊어버리는 요령과 그 소중함을 배웠다'고 그는 말한다. 좌선이라고 하는 망각 건강법을 실행하여 스스로의 건강을 회복한 것이다.

그러나 이 이야기에는 다른 문제가 하나 숨어 있다. 그는 좌선으로 기분전환법을 터득했으나 부인은 그렇지 못했다. 매스컴의 보도에 대해 세세한 일까지 신경을 쓰게 되며, 또 그것이 원인이 되어 직장궤양이 되어 버렸던 것이다.

"아이들은 학교에 가기 싫다고 말하기 시작했어요. '승리라는 것은 가족을 희생함으로써 달성되는 것인가'라고 생각했습니다. 프로야구 감독의 가족이

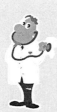

**알아두면 유익한 건강지혜**

칼슘이나 마그네슘 등의 미네랄 성분을 풍부하게 함유한 물은 피부의 노화를 막을 뿐만 아니라 뇌졸중, 동맥경화, 심장병을 막는다.

라고 해도 나날이 힘든 하루의 연속입니다."

이것이 그의 가족이 겪고 있는 또 하나의 문제이다.

'최근에 건망증이 심해졌다' 면서 개탄하는 분을 여기 저기서 볼 수 있다. 잊어버리는 것도 소중한 건강법의 하나이다. 의학자의 입장에서 보면 세상의 역설도 어떤 면에서는 진실이 되는 것이다.

인생 중에는 생각하기도 싫은 일, 괴로운 일들이 쉴새없이 생기지만 그것들을 모두 다 기억하고 있다면 어떻게 될 것인가?

"만일 인간이 경험한 모든 것을 명확하게 기억하여 잊어버릴 수가 없다면 대부분의 사람은 30세 전후로 자살해 버리고 말 것이다."
라고 말한 심리학자도 있다.

자살까지는 아니어도 좋지 않은 기억을 언제까지나 체내에 축적하고 있으면, 아드레날린의 분비량은 더 많아져 건강에 좋지 않다. 그러나 싫은 일일수록 오랫동안 꼬리를 물고 일어나는 것이 인간세상의 상례이다.

정말 귀찮은 일이라고 생각하고 잊어버리고 싶을 때는 그 날 안으로 모두 잊어버려야 한다. 단호한 결단을 내려 머릿속을 텅 비게 하면 다음의 것을 받아 들일 공간도 생기는 것이다.

잊어버리는 것은 자기 조정법으로서는 상당히 좋은 방법이다. 이 방법에 감동해서 어느 잡지 기자에게 말해 준 일이 있는데, 수개월 후에 그 일을 완전히 잊어 버렸을 때쯤에 그 기자로부터 전화가 왔다.

고맙다는 얘기였다.

어떻게 된 것이냐고 다시 되물어보니 그는 '눈 깜짝할 사이에 메모하고 눈 깜짝할 사이에 잊어버리는 것을 실행하여 대단한 쾌감을 맛보았다'는 것이다.

한번은 그가 쓴 기사에 대해 모 대학의 교수작가로부터 맹렬한 항의를 받았다. 훗날 그 작가에게 사과하러 가기로 약속을 한 그는 사과의 문구를 생각나는 대로 종이에 메모하고서는, '싫은 일은 그만 잊어버리자'고 생각하고 친구를 불러 술을 마셨다.

### 알아두면 유익한 건강지혜

침실은 핑크색 아니면 옅은 크림색으로, 주방은 식욕을 더하게 하기 위해 식기의 일부를 붉은 계통을 쓰며, 거실은 관상엽 식물을 두고 눈을 보양하면 스트레스가 해소된다.

그러고는 당일 작가에게 몸을 납작하게 엎드리고 머리를 조아렸는데, 그때 위에서 구멍이 나는 듯한 스트레스를 느꼈으나 노여움을 다스리는 데 성공해서 그 집을 나왔다. 돌아오는 길에 그는 호주머니 속에 있던 메모를 갈기갈기 찢어서 바람에 날려보내고는 그 날아가는 모습을 보며 가슴이 후련해졌다고 한다.

"역시 다른 이들이 좋다고 하는 것은 한번쯤 시도해 볼 필요가 있군요."

그는 나를 향해 밝은 목소리로 이야기했다.

## 미지의 자신을 끌어내는 양가성(兩價性) 활용법
### – 정반대의 놀이를 즐기는 효과

"피곤하고 지쳐서 돌아오면 샤워나
술을 마시는 것보다 먼저 컴퓨터 게임에
몰두한다. 이것이 제일 효과적이다."
"재충전은 심야에 혼자 컴퓨터 게임을
하는 것이다. 말이 많은 세상은
나를 피곤하게 한다."

사람들은 컴퓨터 게임을 아이들 것이라고 정해 놓고 있다. 즉, 컴퓨터 게임은 아이라는 공식을 모두 머리 안에 입력시켜 놓고 있는 셈이다. 그러나 이 공식을 바꿔서 쓰는 사람도 있다.

**방법 1**

하루일과가 끝나면 사무실을 떠난다. 샤워를 하거나 술을 마시는 것보다 먼저 텔레비전 앞에 앉아서 한 시간 정도 열심히 게임을 한다.

"이웃의 아이가 놀고 있는 것을 보고 호기심에서 샀는데 저도 모르게 매달리게 됐어요."

낮의 얼굴과 밤의 얼굴, 움직이는 자신과 조용한 자신, 어른의 세계와 아이의 세계, 이것처럼 대립을 이루는 두 개의 세계를 가지는 것을 우리들은 언밸런스 혹은 양가성이라고 부르고 있다.

### 알아두면 유익한 건강지혜

노화의 시작을 막으며 몸을 젊게 하는 비타민E는 식욕이 왕성한 30대까지는 부족하지 않지만 40세 이후로는 의식적으로 취하는 것이 좋다. 현미, 보리, 고구마, 콩, 땅콩 등에 많이 들어 있다.

이런 방법은 머리의 피곤을 푸는 것으로는 아주 유효하기 때문에 권하고 싶다. 낮에는 열심히 일하고 밤에는 컴퓨터 게임의 세계에 채널을 맞춘다는 것은 무엇보다도 가장 양가성을 띤 것이라고 말할 수 있을 것이다.

**방법 2**
브라운관의 총아라고도 말할 수 있는 인기 있는 탤런트는 낮에는 계속 떠들며, 남들이 감동을 할 정도로 개그와 유행어를 연발하고 있으나, 밤이 되면 자기 방으로 들어가 기계를 만지며 게임에 몰두한다.
낮의 화려한 세계와는 대조를 이루는 과묵한 세상에 몸을 맡겨 버리는 것이다.

**방법 3**
위의 탤런트와 쌍벽을 이루고 있는 또 한 사람은 촬영 중에 웃고 떠들며 스튜디오 안을 쫓아다니지만, 일단 휴식에 들어가면 스튜디오의 구석에 앉아서 꽤 어려운 책을 읽는 것이 습관이라고 한다.
그럴 때에는 다른 출연자들이 말을 걸어와도 대답

하는 예가 없으며, 한가로이 담배를 피우며 묵묵히 책읽기에 몰두한다는 것이다.

두 사람 모두 각각 양가성의 세계를 가지고 정신적 밸런스를 꾀하고 있다. 그것에 대해서는 의사들이 굳이 말할 필요가 없다. 최고라고 불리는 사람들은 누구나 할 것 없이 본능적으로 양가성을 실천하며 멋있게 자기 자신을 컨트롤하고 있다.

**방법** 4

그 이미지와는 약간 거리가 있다고 할 수 있으나 외국의 어떤 가수는 마음이 안정되지 않으면 무조건 성인오락에 몰두한다고 한다. 그래서 그의 슬롯머신 솜씨는 보통이 아니며, 슬롯머신가 잘 안 되는 날에는 집에 돌아와 프로레슬링을 본다고 한다.

'남자들이 서로 때리며 피를 흘리는 장면을 보고

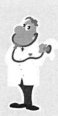

**알아두면 유익한 건강지혜**

맥주 3/4병, 물을 탄 위스키 한 잔 정도는 좋은 콜레스테롤을 높여 동맥경화를 예방하기도 하지만, 그 이상 마시면 악성 콜레스테롤이 된다.

있으면 체한 것이 내려가듯 가슴이 후련해진다' 는 그
의 말이다.

광고회사의 신입 영업사원 H군은 도시에서 자라
난 청년이다. 머리부터 발끝까지 미국식으로 옷을 입
는다.

'성격이 백열등처럼 밝다' 고 주위 사람들이 공통
적으로 그에 대한 평가를 하고 있다. 단정하고 밝은
성격이 광고주들에게 좋은 인상을 주어 그는 동기들
중에서 주목 받는 청년이 되었다.

그런 H군이 혼자 있을 때면 또 다른 자신이 고개
를 내민다고 한다. 그럴 때 그는 극단들이 많이 모여
있는 대학로의 찻집에 들어가 정보지를 한 장 한 장
넘기며 '연극 가이드' 를 탐색 한다.

그런 후 정보지에서 보았던 연극을 보러 간다. 이
처럼 밝고 깨끗한 성품을 가진 H군은 연극을 보면서
자신의 마음을 컨트롤하는 연극청년인 것이다.

이렇게 양가성을 잘 구사하므로 마음의 밸런스를
유지하고, 공과 사를 구분하며, 특히 공적인 부분에
있어서는 확실하게 일 처리를 할 수 있는 밝은 힘을
유지해 나간다고 보여진다.

## 편안하게 즐기지 못하면 손해임을 자신에게 말하는 방법
### – 자기암시의 효과

"일의 결과에 신경 쓰게 될 때에는 화장실에 앉아
벽을 쳐다보며 성공한 모습을 그려본다."
"시합 중 긴장감을 느낄 때 더욱 긴장하라는
명령을 내려 자신의 집중력을 높인다."

### 방법 1

'지난해는 최악이었다. 더구나 11월에는 모친마저
세상을 떠나셨다. 그러나 지난해가 최악의 해였으므
로 이제부터는 좋은 일, 잘될 일만 남았을 뿐'이라고
어떤 사람이 말했다고 한다.

어느 누구의 인생일지라도 '상승기'와 '정체기'가
있는데 마이너스적인 방향으로만 생각한 사람들은

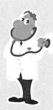

**알아두면 유익한 건강지혜**

두통과 신경통의 아픔은 뇌의 상태로 느낌이 다
르지만, 그 상태를 변하게 하는 것으로 음악이
있다.

정체기에 임하면 흔히 '나의 인생이란 이런 것이다', '내겐 능력이란 없다', '나는 이 회사와 맞지 않는다'는 등의 생각을 하기 쉽다.

그러나 마음 속에 '낙관론'의 채널을 가지고 있는 사람들은 그 '정체기'에는 '그렇다, 지금은 극도로 밑바닥에 있지만 이제부터는 상승할 것임에 틀림없다'고 자신을 타이른다.

그 외에도 한 회사의 사장을 예로 들어보면, 그는 회사 설립 직후 도산 직전까지의 궁지에 몰렸을 때가 있었다고 한다. 그때에 그는,

'이제 시작이지 않은가. 어릴 때 중병을 앓았던 것쯤으로 여기면 된다. 이제부터 이 위기를 극복해 나가면 또 점점 자라날 수가 있다'고 자신에게 암시를 주는 방법으로 그간의 부채를 1년 내에 완전히 갚아 버렸다고 한다.

오일쇼크 때에 위기에 직면했던 한 회사의 사장도, '인간은 원래 빈손이지 않은가? 그러니 가진 것을 잃는다고 해서 겁을 낸다는 것은 참으로 어리석은 일'이라는 플러스 방향으로 자기암시를 했다고 한다.

이 사람들과 분야는 다르지만 젊어서 운동을 열심

히 했던 사람은 현역시절에 유럽 각지의 경기에 참가하여 이름을 빛내고 귀국한 일이 있었다. 원래 그 정도가 되면 유명업체에서 광고모델로 계약을 하자는 말이 나오고 또 그렇게 되는 것이 그때의 풍조였다.

그러나 그에게는 광고모델을 해 달라는 회사가 한 군데도 없었다. 그가 기대했던 것과는 다른 상황에 직면했을 때, 뜻밖에 고급차를 타는 행운을 거머쥐게 되었다. 이런 일이 계기가 되어 두 가지의 행운을 동시에 얻게 되었다고 한다.

**방법 2**

'내게는 운명의 여신이 따라다닌다'고 하는 낙관적인 암시를 거는 방법을 사용한다. 이와 같이 과거의 체험에 기인하는 암시법은 아주 효과적인 것이라고 생각된다.

**알아두면 유익한 건강지혜**

생존율이 높은 부류는 약간 살이 찐 사람들이다. 60세까지는 신장에서 100을 뺀 체중에다 0.9를 곱한 체중이 이상적이며, 그 이후는 신장에서 100을 뺀 체중이 이상적이다.

예를 들면 자동차 회사의 세일즈맨 A씨는 '세일즈가 잘 안 되어 기분이 침체되면 과거의 주문서와 서류철을 보는데, 그것을 보고 있노라면 한창일 때의 모습이 떠오른다. 그러면 현재의 침체상태 원인도 발견하게 되고 또 내가 무너져서는 안 되지 하는 용기도 솟아오른다'고 한다.

A형의 사람은 본질적으로는 비관적이며, 우물쭈물대거나, 투덜거리거나, 궁시렁거리기 쉽다고 하지만, 그와 같은 성격을 알고 있기 때문에 더욱 정보수집과 자기 단련을 게을리 하지 않는다고 한다. 즉, 무슨 일이든지 용의주도하게 임하려고 노력하게 되는 것이다. 그러고는 스스로를 'A형 낙관론자'라고 칭한다.

'아무 근거 없이 사물을 낙관시 할 수 있다는 것은 단순한 바보라고 볼 수 있다. 자신은 납득이 될 때까지 준비한다. 그래도 잘 안 될 때의 결과에 대해서는 신경을 안 쓴다. 그것이 A형의 낙관론이란 것'이라고 한다.

**방법 3**
소설가란 직업은 끊임없이 '자신이 소설을 쓰지 못하게 된다면' 하는 불안감에 사로잡히게 된다. 그러

나 소설가의 말에 따르면 여러 갈래로 빠져나가는 길은 얼마든지 있다고 한다. 그것을 적어보면,

'먼저 다른 이의 욕설을 쓴다. 그래도 안 되면 쓸 수 없는 이유를 쓴다. 그것도 잘 안 되면 미안합니다 라는 말로 넘긴다' 는 것이다.

'어떻게 되어도 된다' 고 하는 말이야말로 체험을 뒷받침한 자기암시인 것이다.

모든 일에 하나하나 신경을 쓴다면 그야말로 밤에 잠을 이룰 수가 없을 것이다. 그와 같은 때에 자신을 구출해 주는 것이 독자적인 자기만의 환상공간이다.

**방법** 4

"저는 화장실에 앉으면 마음이 놓인답니다."

화장실 벽에 세계 해도(海圖)가 걸려 있는 어떤 사람의 말이다.

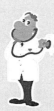

**알아두면 유익한 건강지혜**

키위에 함유되어 있는 단백질 분해 산소는 고기나 생선의 소화를 촉진하기 때문에 노인과 위장이 약한 사람에게는 최적의 디저트가 된다.

그는 이벤트 개최일이 가까워짐에 따라 화장실에 들어가 그 해도를 멍하니 바라보고 있는 시간이 길어진다고 한다. 해도(海圖)를 바라보면서 자신을 컨트롤한 것은 자신이 만든 이벤트가 대성공을 거둔 때였다고 한다.

초만원의 객석에서 관객들이 모두 기립박수를 보내고, 그 이튿날 신문 문화면에 누구누구의 '콘서트 대성공' 이라는 등의 활자를 생각하면서 자신은 큰 부자가 된듯한 상상을 한다고 말한다.

그에게서 볼 수 있는 바와 같이 '성공의 이미지를 그린다, 꿈을 꾼다' 는 것은 비즈니스맨의 세계에서도 자주 회자되는 이야기이다.


**방법 5**

모 월간지의 특집으로 실렸던 한 연구회 회장의 '자기암시법'에서 힌트를 얻게 된 것으로 그 방법은 다음과 같다.

이튿날 중역회의에 출석하고 스피치 보고를 해야만 했다. 자신의 방에서 와이셔츠와 넥타이를 단정히 하고 옷매무새를 고친다. 가까이에 출석이 예정되어 있는 중역들의 스냅 사진을 나란히 세운다. 즉, 할 수만 있으면 당일과 같은 조건에 자신을 두는 것이다.

'이때에 잊어선 안 되는 것은 시계와 넥타이핀, 양말 등 세세한 부분에 이르기까지 그 날과 동일한 조건으로 한다. 그리고 왼손에다 하얀 손수건을 쥐는 동작을 더하는 것이다. 진짜 회의 때에도 그 손수건을 꼭 쥐게 되면 일이 잘 진행되는 경우가 많기 때문'이라고 한다.

그와 같은 조건 하에서 스피치 보고인 연습을 반복한다. 납득이 될 때까지 몇 번이고 연습한 끝에,

"나는 여기까지 해냈다. 잘될 거야."

라는 말을 함으로써 자기암시를 기대한다.

'어쩌면……' 하는 불안한 생각이 고개를 내밀게 되면 그 생각을 위압하는 기세로 '아니다, 절대로 아니다, 괜찮다' 라고 계속해서 암시를 준다.

### 알아두면 유익한 건강지혜

뇌혈전을 막는 비타민A를 섭취하기 위해서는 녹황색 야채만으로는 충분하지 않다. 체내의 카로틴을 비타민A로 변하게 하는 산과 니아신이 풍부한 육류, 특히 간 요리를 한 주에 50g 정도 취해야 한다.

그런 후에 양복을 벗고 목욕탕에서 순한 술을 마시면서 스피치 하는 도중에 무난하게 보고를 계속하고 있는 자신의 모습을 이미지화 한다. 중역실을 나서서 담배를 피우는 모습에 이르기까지를 스크린에 비춰보는 것이다.

어떤 패스트 푸드 회사 사장은 스스로를 '둔(鈍)'이라고 표현한다. 아무것도 몰랐던 외식사업에 열정을 쏟아 붓고, 오늘날에 와서는 헤아릴 수 없는 돈을 벌고 있다. 명실공히 자신의 회사가 패스트 푸드계의 으뜸으로 성장한 것으로 본다면 '둔' 이라는 말은 적절하지 않지만,

"실토를 하면 저는 대학졸업 후에 취직뿐만 아니라, 중등시절에도 두 번이나 낙제를 했습니다. 수업시간을 빼먹는 일은 없었으며 숙제도 꼬박꼬박 잘 하는 학생이었는데, 방법이 나빴던 탓이었습니다. 시험 때에는 한 가지 문제에 매달려 열심히 쓰고 있는 사이에 시간이 다 지나 버려, 답안지의 절반을 쓰지 못하는 일이 많았습니다."

라고 그는 웃으면서 고백한다.

누구든지 중학교 시절에는 사람들 앞에 나서는 것

만으로도 가슴이 두근거린다. 특히 그는 식은땀을 흘리며 이야기를 제대로 못하는 내향적인 소년이었던 모양이다. 그래서 그는 어떤 일을 잘못했을 때는 어떻게 하든지 고쳐야겠다는 마음으로 거울과 마주 앉아서 자기암시를 했다고 한다. 그 방법을 익혀 살아날 수 있었다는 말이다.

어릴 때의 습관이 지금까지도 꼬리를 물고 진행되는 것이다. 그는 취직을 위한 면접 때에도 거울을 마주보고 '괜찮다, 괜찮다'는 말을 들려주면서 거기서 출발했다고 한다. 그리고 지금도 마음이 느슨해지면 그런 일들이 생각난다고 한다.

**방법 6**

또 어느 미용사는 가방 하나만 들고 집을 뛰쳐나와서 미용기술을 배워 지금 훌륭한 전문가가 되었다.

### 알아두면 유익한 건강지혜

설사를 할 때는 무조건 굶는 사람들이 의외로 많다. 물론 급성설사로 장의 흡수기능이 저하된 상태라면 음식물 섭취를 제한하는 게 도움이 될 수 있다. 그러나 일반적으로 적절한 수분과 식사가 설사 억제에 도움이 되는 경우가 더 많다.

아무것도 없이 연예인 미용실을 열어 성공한 것인데, 어느 주간지와의 인터뷰에서 '그 당시 가지고 있었던 것은 무엇이냐?'는 질문을 받고 '반드시 성공할 수 있다는 강한 자기암시뿐이었다' 는 대답을 했다.

자신이 할 수 있는 것은 다 했고 손을 쓸 수 있는 모든 것을 다 했을 때는 생각에 잠기고 고민을 해봤자 마찬가지이다. 그럴 때는 '괜찮다' 고 하는 자기암시를 주는 것이 좋은데, 그것이 의외의 효과를 가져올 때가 많다.

사람들의 얘기를 들어보면 그와 같은 실감을 안 할 수가 없다. 자기암시라면 어떤 배우를 생각하게 된다. 그 배우는 30이 넘어 고교생 역할을 한 적이 있었다. 아무리 배우라고 하지만 30세를 넘긴 나이로 고교생 역을 한다는 것은 대단히 어려운 일이다.

그는 크랭크 인에 앞서 고교생들 속으로 들어가 그들의 사고방식과 생활을 흉내내면서 '나는 고교생'이라는 암시를 줌으로써 연기를 잘 해 낼 수가 있었다고 한다.

어떤 인기 배우도 대본을 받아들고 크랭크 인 하기까지 자신이 연출하는 역에다 암시를 준다는 것이다.

누가 그와 같이 간단하게 자기암시를 할 수 있는가? 반대로 '나는 안 된다, 역시 틀렸다' 라는 방향 쪽으로 자기암시를 해버릴 위험성까지 있다. 자기암시를 위해서는 언제나 '지금보다 더 나은' 또는 '이렇게 되고 싶다' 고 하는 구체적인 이미지를 가지고 하루하루를 노력하는 것이 필요하다.

어떤 회사의 사장의 말을 빌린다면,

"인간은 자신이 이렇게 되고 싶다는 마음만으로는 할 수 없기 때문에, '저 사람의 이러한 점이 좋다, 이 사람의 그것이 좋다' 고 하는 것을 생각해야 합니다. 그와 같은 이미지를 머릿속에 간직한다면 점점 자신이 그와 같아지니까요. 자신도 모르는 사이에 말이에요."

마작을 할 줄 아는 분이라면 익히 체험한 바가 있으리라고 생각한다. 마작을 시작할 때에는 '오늘은 어쩐지 이길 수 있을 것 같다' 는 예감 같은 것이 움직

### 알아두면 유익한 건강지혜

향수에 들어 있는 어떤 성분은 피부에 닿은 후 자외선을 받으면 홍반 등을 일으킬 수 있으니 햇볕 아래에서 향수를 뿌리는 것을 삼가자. 여름에 맥박이 뛰는 곳에 향수를 뿌리면 체취와 섞이니 되도록 치맛단이나 팔꿈치 쪽에 뿌려주자.

이는 것 같다. 마작을 30년 정도 한, 자타가 인정하는 어떤 사람에게 그런 예감에 대해 해석해 달라고 하니,

"육체적 조건, 정신적인 컨디션, 그리고 탁자에 둘러앉은 멤버들이 중요합니다. 더욱이 바이오리듬 등 여러 가지 요소가 겹쳐서 예감이 작동한다고 생각합니다만, 저의 체험으로는 이길 수 있겠다는 예감이 들 때에는 90% 정도 그 예감이 적중합니다.

저는 주로 시작하면서 예감을 느낄 수 있습니다. 처음부터 예감이 맞아 들어가면 점점 '봐라', '역시!' 등의 말을 하면서 자기암시를 하게 됩니다."

**방법 7**

'반드시 이길 것', '반드시 딸 것'이라며 자신이 이겼을 때의 이미지를 머릿속에 항상 그리면서 싸우면, 그것이 '세력'을 갖게 하는 것에 연결된다고 말하고 있다. 이와 같은 종류의 암시가 마작에서는 빼놓을 수 없는 요소이다. 암시로 인해 감도가 높아지니 쓸데없는 실수가 없어지며, '바로 이것'이라는 자신감과 밸런스가 맞게 된다.

더욱이 세력권 속에 들어가 버리면 정신적 쇼크가

있다고 하더라고 길게 끌지 않으며 머릿속을 항상 맑고 확 트이는 상태로 유지할 수 있다. 아무튼 방금 소개한 자기암시는 인생 승리의 바탕에도 연결되는 중요한 요소이다.

각계의 일인자들은 난국에 봉착할 때 자기 자신에게 독자적으로 자기암시를 걸며 길운을 불러들이고 있다. 이 책을 읽는 독자들도 자기 나름대로의 자기암시를 찾을 수 있도록 구체적인 방법 몇 가지를 소개하고자 한다.

한 전기회사 사장의 경우는 몸의 어딘가가 나빠지면 자연히 비관적이 되며, 컨디션이 좋으면 머리의 회전이 좋아지고 또 판단력도 빨라진다.

좋으면 '아주 좋구나', 안 좋으면 '아주 안 좋구나' 하는 차이가 극명하기 때문에, 무리를 하며 억지로 열 시간 일하는 것보다 컨디션이 좋을 때를 택해 세

### 알아두면 유익한 건강지혜

단백질 다이어트가 무조건 좋은 것은 아니다. 중요한 것은 균형을 맞춰서 음식을 섭취해야 하며, 탄수화물이 부족하면 수분 부족의 위험에 놓일 수도 있다. 조금씩이라도 먹어 주자.

시간 정도 일을 처리하고는 사우나나 마사지를 하는 편이 효과적이라고 한다. 즉, 그의 경우는 몸의 컨디션을 유지하는 일이야말로 플러스 암시와 연결된다는 것이다.

## 방법 8

자기암시를 주기 위해서는 먼저 식사를 잘 한다. 토요일 이외에 하는 외식이란 일 때문이므로 아침식사에 신경을 쓴다. 아침 목욕 후에 주스를 마시고 다음은 죽을 먹는다.

당근, 파, 무, 무청 등을 넣어 실로 전쟁시와 같은 국을 만든다. 이것이 '소화가 잘되어 위에 부담을 주지 않기 때문에 상쾌하고 기분이 좋다'고 한다.

컨디션이 안 좋을 때에는 '혜명아신산(惠命我神散)' 등을 복용하며, 휴일에는 월 2~3회는 침을 맞고 몸의 피곤을 풀고, 평일에는 헬스클럽이나 수영, 또는 사우나를 한다.

이것은 '이튿날 활기차게 일하기 위해서'이며 밤을 새워 마작을 하거나 새벽 서너 시까지 음주를 하는 것처럼 쓸데없는 일은 피해야 한다는 것이다.

이상과 같은 마음으로 컨디션을 유지하고 플러스 암시를 걸어야 한다.

**방법** 9

사업을 하는 다른 사람의 경우는,

"저는 B형의 전형이지요. 될 대로 되라는 식의 낙천적인 성격이죠"

라고 입버릇처럼 말한다.

그러나 될 대로 되라고 하며 살아가는 사람이, 시장점유율 90%였던 여성 생리용품 메이커를 불과 8년 만에 떨어뜨리고 1위 자리를 차지했다는 것은 놀라운 일이다.

'생리용품이라는 것을 입으로 말하는 것조차 부끄럽다고 생각하던 시대'에 대상을 찾아내어 지방으로 가서 일대일 방식으로 세일즈에 뛰어들었으니 이러

**알아두면 유익한 건강지혜**

다리를 꼬는 습관을 고치도록 하자. 이 버릇은 허리에 무리를 주고 척추를 휘게 만들며 혈액 순환에 지장을 주게 된다. 몸무게를 엉덩이 양쪽에 골고루 준다고 생각하고 의자에 앉자.

한 일이 가능할 수밖에 없었던 것이다.

'될 대로 되라지' 하는 사고방식과는 반대인 인물에게만이 가능한 사업이라고 할 수 있다. 더구나 그의 건강법은 주 1회는 골프를 하며, 금연을 하고 주 2～3회 정도는 걸어서 회사로 출근하는 것이다.

"건강법이란 본인의 의사가 99%를 차지하고 있지요."라고 그는 말한다.

때로는 좋아하는 그림을 느긋하게 보기도 하고, 미술관을 찾아가서 문화적 욕구를 충족하기도 한다. 성실한 자신의 느낌에 따른 생활방식이다. 그러면서 '저는 될 대로 되라고 생각하는 B형 인간' 이라는 것이다.

스트레스를 안 받는 사람이란 크게나 작게나 자기암시를 걸고 있지만, 잘 살펴보면 그의 '될 대로 되라' 는 것도 일종의 자기암시법이다.

그가 믿고 있는 B형 인간의 특성은 '고생을 고생으로 생각하지 않으며, 무슨 일이든지 비관적으로 생각하지 않고 항상 미리 내다보며 생각하는 면' 을 가지고 있는 사람이다.

서양의 점성술은 혈액형으로 점을 치는 것 같지만, 그 해설서를 읽어보면 자신이 가진 성격의 마이너스 요소와 플러스 요소의 양쪽이 지적되어 있어 섬뜩할 때가 있다. 그런 때에 끝까지 자신에게 있어서의 플러스 요소를 잡아내어, 그것을 항상 자신에게 들려주는 것도 멋진 자기암시법이다.

**방법 10**

'다소간 뻗치고 있지 않으면 안 된다'는 생각을 가진 사람이 있다.

말 그대로 그는 일요일이 되면 조금 일찍 일어나 밖에서 하루종일 뛰어다니면서 피곤을 풀어 버리는 생활방법을 실천하고 있다. 요컨대 정신력의 필요성을 강조하고 있는 것이다.

그런데 최근에 와서는 40대의 임포텐츠—성욕감퇴—가 급증하고 있다. 그 원인은 대부분 심인성(心因性)으로 밝혀졌다. 지나친 스트레스와 '나는 이미 나

**알아두면 유익한 건강지혜**

감기에는 주사가 최고라고 생각하는 사람들이 많다. 그러나 이는 잘못된 건강상식이다. 현재 감기 바이러스를 퇴치하는 약은 존재하지 않는다. 감기약은 콧물, 기침, 열 등의 증세를 다소 경감시킬 뿐 병 자체를 낫게 하는 능력은 없다.

이를 먹어 버려서' 하는 약한 마음이 원인이 된다.

앞으로 소개하는 '성의학'을 참조하여 다소간 뻗치는 남자가 되어 주었으면 한다.


**섹스는 75세까지 무난하다**

섹스는 한 번에 350~400kcal의 열량이 소모된다고 한다. 이는 100m를 전력질주하는 정도의 3회분에 비길 수 있는 것이다. 일시적인 것이기는 하지만 혈압은 상승할 것이며 심장과 폐에도 부담이 간다. 그리고 섹스가 끝난 후에 충분한 휴식을 취하는 것이 필요하다.

다음은 횟수에 관한 문제이다. 일단은 그 연령에 맞는 횟수가 설정되어 있으며, 과도한 것이나 과소한 것 모두 성능력을 감퇴시킨다. '이놈이 지금은 시원찮지만 옛날엔 지나치게 막 놀았거든' 하는 말들을 자주 하는데 그것이 아주 근거 없는 거짓말이라고는 할 수 없다.

'이젠 나이가 나이니만큼' 하고 소극적이 되면 점점 약해져 버린다고 생각하면 된다.

어떤 사람이 지은 책에 보면,

"20대에서는 4일에 한 번, 30대 때엔 8일에 한 번, 40대에는 16일에 한 번, 50대가 되면 20일에 한 번, 60대에는 정(精)이 닫혀서 흘리지 못한다."

고 말하고 있지만 이것은 이미 오랜 옛날 이야기이며, 평균수명이 75세가 넘는 현재로서는 통하지 않는 이야기이다.

근대의학의 성생활지침으로는 '9를 더하는 설'이 타당할 것이다.

예를 들어,

20대라면 2×9=18이므로 10일에 8회, 30대라면 3×9=27이므로 20일에 7회라는 말이 된다.

그런데 최근에는 이것으로도 적다는 설이 유력하다. 특히 50대 이상의 경우에는 10자리의 숫자를 주(週)로 바꿔치기도 한다. 즉, 50대이면 5×9=45이므

### 알아두면 유익한 건강지혜

발톱이 살 속으로 파고들어 고통스러울 때가 있다. 이런 발톱은 깎아내려 해도 딱딱해서 깎기가 힘들다. 이럴 땐 탈지면에 식초를 흠뻑 적셔서 발톱 위에 10분 정도 올려놓으면 발톱이 물러지면서 통증이 멎고 깎기도 편하다.

로 4주에 5회가 되는 셈이다.

그렇다면 몇 세까지 섹스가 가능한가? 문헌에 따르면 가장 나이가 많았던 기록으로는 영국인인 토마스라는 사람이다. 80세에 처음 결혼을 했고, 122세에 재혼, 152세까지 부부생활을 즐겼다고 하니 실로 경탄할 만한 슈퍼맨이라고 할 수 있다.

여왕으로부터 범죄자 중 처음으로(그는 102세 때에 부녀자 성폭행 사건을 일으켰다) 경(卿)의 칭호를 받았다고 한다.

그는 예외로 한다고 해도 지금까지의 자료들을 분석한 것에 따르면 75세까지는 충분히 성생활이 가능하다는 결론을 얻게 되었다. 즉, 죽을 때까지도 성생활을 할 수 있다는 것이다.

### 강화법

골프를 하고 난 후에 강한 성욕을 느낀다는 사람이 있으나, 이것은 발을 단련함으로써 하반신으로의 피순환이 촉진되기 때문이다.

조깅, 사이클, 혹은 요가 등으로 하반신을 단련하게 되는데 이것들 모두가 정력의 강화와 연결되는 것이라고 말할 수 있다.

식물에 대해 말하면 마늘, 뱀장어, 독사, 자라들은 오히려 정신적인 효과가 있다. '자라를 먹었으니 오늘밤엔……' 하는 일종의 자기암시의 효과를 기대하게 되는 셈이다.

의학적 견지에서 권하고 싶은 것은 비프스테이크 200~300ｇ 정도의 피를 만들 수 있는 것을 먹으면 효과적이다.

'울금향', '음양합주', '팔미환', '남성 호르몬제' 등 회춘제, 정력제 등이 수없이 판매되고 있으나, 의사의 입장에서 추천하고 장려할 수 있는 것은 하루에 비타민E 300~600mg으로서 충분한 효과를 기대할 수 있다. 그러나 무엇보다 소중한 것은 자기암시법으로 스트레스를 해소하는 것이다.

그리고 마지막으로 여자에 대한 호기심과 사랑하는

**알아두면 유익한 건강지혜**

밥을 먹으면 살이 찐다고 반찬만 먹는 것은 잘못된 습관이다. 지방과 탄수화물, 비타민과 미네랄이 우리 몸 안에서 하는 역할은 생각보다 크다. 다이어트 때문에 피하고 있다면 비타민제로 섭취하자.

마음가짐으로 '나에게는 능력이 있다'고 하는 다소의 자신감이 정력유지의 기본임을 잊어서는 안 된다.

**방법** 11

시합 전의 심경을 질문 받은 어느 유도선수는 다음과 같이 말한다.

"시합 3일 전부터 혼자가 되면 여러 가지의 일들이 떠오릅니다. 하나는 이기고 기뻐하고 있는 제 자신이지요. 시상대의 제일 높은 자리에 양손을 높이 들고 관중에게 답례하고 있는 장면 말입니다. 또 하나는 대기실 구석에서 몸에 타올을 뒤집어쓰고 어깨를 떨고 있는 모습입니다."

이와 같이 플러스 이미지와 마이너스 이미지가 서로 교차되어 찾아오는 경험은 스포츠맨뿐만 아니라 온갖 직종의 사람들이 경험하고 있는 바이다.

예를 들면 비즈니스맨의 경우에는 중요한 거래를 내일로 미루고 혼자서 호텔의 싱글룸에 있으면 거래가 잘되는 장면과 실패한 장면이 서로 교차되어 착잡해진다.

그리고 거래 당일에는 넥타이를 매기 위해서 들여

다보는 거울 속의 얼굴은 분명히 긴장으로 굳어져 있음에 틀림없다. 그렇게 되면 '긴장을 풀자, 긴장을 풀자!'라고 자기암시를 걸려고 해도 잘되지 않는다.

먼저의 유도선수는 "거울에 비친 얼굴을 보고 긴장하고 있구나 하는 것을 알게 되었지요. 굳어진 얼굴을 볼 때마다 자신에게 타일렀습니다. '긴장한다는 것은 당연한 일이다. 얼마든지 긴장해라. 더 긴장해보라구!' 하면서 말이죠."라고 얘기한다.

그는 시합 당일 아침의 긴장감을 말하지만 그는 '긴장해라. 긴장해라!'라고 하면서 집중력을 높이고 있었다.

"저는 언제나 긴장하고 있기 때문에 힘이 주어진다고 생각합니다. 긴장하는 것과 힘이 오른다는 것과는 닮은 것 같으면서도 다른 것 아닙니까?"

비즈니스를 하는 자리에 있어서도 긴장감은 필수

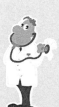

**알아두면 유익한 건강지혜**

예방 접종은 중간에 그만두면 지금까지 했던 것이 무효화될 수 있고, 내성이 생겨서 다음 번에는 효과를 보지 못할 수도 있다. 정해진 시간과 횟수를 지켜주는 것이 가장 좋다.

적인 요소이다. '괜찮다! 가볍다!' 는 등 이상한 암시를 걸고 거래에 임한다면 실수를 일으킬 가능성이 있으니 보통의 인간이라면 그런 곡예는 할 필요가 없다.

'긴장에 임한다' 는 것은 자연스러운 것이다. 그렇다면 예를 들었던 유도선수에게서 보여지는 바와 같이, '더 긴장하라' 는 방향으로 암시를 주는 것도 하나의 방법이기도 하다. 팽팽하게 긴장한 정신상태에서 거래에 임해야 한다.

**방법** 12

또 어떤 사람의 경우는 '자신은 죽었다' 고 하는 자기암시를 걸었는데, 그것이 두 번에 걸친 '사망선언' 으로 사내 외에 발표되었다는 것이다.

건축과를 졸업하고 부친이 경영하는 목재회사에 입사했으며, 폐결핵으로 1년 반의 투병생활을 했으나 판넬을 쓴 접착공법을 발명하게 되어 그는 책임자가 되었다.

33세에 독립하여 현재의 회사를 설립한 후로 고도성장의 흐름을 타고 불과 4년 사이에 주식회사로 상장을 했는데, 마침 석유파동을 만나게 되었다.

"그때까지는 해마다 매출이 두 배로 늘었으므로 마음도 둥둥 떴었지요. 그런데 갑자기 경기가 침체되니 앞으로 엎어지는 격이 되고 말았습니다. 언젠가는 잘되겠지 하고 기대했지만 조금도 나아지지 않고 혼란스러워지기만 했습니다.

나중에 생각해 보니 그때가 주택이 양에서 질로 변하는 시기였습니다. 거기에다가 전쟁 후의 출생자 수가 전쟁 전 출생자 수를 앞지른 것입니다. 그 당시는 가치관도 변하고 있었는데 그것을 전혀 파악하지 못하고 있었던 것이죠. 그러니 이전의 사고방식을 아무리 답습한들 잘될 리가 없지요.

그래서 새로운 방식을 주장하고 내세웠는데도 사원들은 도저히 이해를 해주지 않더군요. 예전의 실적만 생각하기 때문이었죠. 그래서 저는 한 번 죽었던

**알아두면 유익한 건강지혜**

매연이 많은 곳과 황사가 심한 날은 조깅하지 마라. 간혹 차들이 혼잡한 곳에서 조깅을 하는 사람을 볼 수 있는데 이는 차라리 집안에서 땀을 흘리는 것보다 못할 수 있다. 야외에서 운동을 하고 싶다면 공원을 이용하거나 나가기 전에 날씨를 체크하도록 하자.

것입니다."

그의 말이었다.

구체적으로 설명하면, 마침 그가 비행기를 타고 지방으로 가는 도중에 난기류 때문에 기체가 흔들린 일이 있었다. 거기서 그는 우연히 착상한 것이 '여기서 내가 죽고 다른 사람이 사장이 되면 내가 오늘날까지 해온 일과 상관없이 시대에 맞는 경영을 할 수 있지 않을까?' 하는 생각이 떠올라서 곧바로 실행에 옮겼다고 한다.

그는 돌아온 후에 모든 사원을 불러놓고,

"전의 사장은 죽었습니다. 그는 공적도 있었지만 나쁜 점도 있었기에 현재 회사가 어렵게 되었습니다. 저는 2대의 사장입니다."라고 해서 그때의 위기를 넘겼다고 한다. 즉, 자신은 물론 전 사원에 대해 '새로 생긴 회사라는 생각을 가지고 새출발을 하자' 고 암시를 내보였던 것이다.

그 의식이 성공해서 회사는 순풍에 돛을 단 격이 되었다. 그러나 사장이란 자리가 10년 정도 지나면 세상이 변해 버리기 때문에 사리에 맞지 않게 일을 처리하는 경우가 종종 있다고 보았다.

거기서 그는 제2의 '사망선언'을 했다. 그러고는 처음에 한 것과 같이 전 사원을 모아놓고, "세상의 변화에 맞춰 경영자도 바꿔야 합니다. 그러려면 죽어서 다시 거듭나는 것이 급선무라고 생각되었습니다." 라고 말한 후 그는 이름까지 고쳤다는 것이다.

**방법** 13

또 다른 사람의 자기암시법은 '재미있게 지낸다'는 것이다.

"재미있다는 것을 가장 중요한 것이라고 생각하고 있어요. 재미가 있으면 더 열심히 하게 되지요. 그래서 먼저 무슨 일을 할 경우에, '재미있을까?'가 포인트가 되는 것이라고 생각합니다."

다른 사람이 하고 있는 일이란 꽤 재미있어 보이기도 한다. 예를 들면, 택시 운전기사라는 일과 사업을

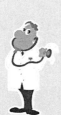

**알아두면 유익한 건강지혜**

날씬한 배를 유지하고 싶다면 임신이 된 순간부터 관리해야 한다. 처음에 배가 부르지 않다고 방심하지 말고 꾸준히 마사지를 하자. 그리고 배의 아래쪽부터 트기 시작하기 때문에 거울로 봐서는 잘 모르고 지나칠 수 있다.

비교해 보기로 하자.

택시기사란 아는 바와 같이 손님이 행선지를 말하면 거기까지 태워다 주는 것뿐인 단순한 일이다. 한편 사업이란 회사의 광고도 해야 하고, 대리점이 없는 곳에는 대리점도 세워야 하고, 원자재를 수입하기도 해야 하며, 회사가 커지면 외국에 지사도 만들어야 한다.

또 항상 시대의 움직임에 안테나를 세워놓고 민감하게 반응해야 한다. 어떻게 보면 화려한 느낌을 주는 일이기도 하다.

이러했을 때 양쪽의 일을 단순히 비교해 본다면 누구나 '후자의 일이 재미있을 것'이라고 생각할 것이다. 그러나 그렇지 않다는 것을 알아야 한다.

예를 들면, '그룹'을 오픈할 때에는 일부 상장기업 10여 개 사를 포함하여 100여 개의 라이벌과 3년에 걸쳐서 싸워야 하며, 처음에는 냉정한 취급을 당하면서도 참고 참은 끝에 대리점을 낼 수 있는 권리를 획득할 수 있는 것이다.

회사일이 끝났어도 많은 사람과 만나야 하며, 회의의 연속에다 스케줄은 더 엉망이 되어 버린 이야기를 듣는다면 어떻게 생각될까? 그래도 사업 쪽이 재미있 겠다는 처음의 느낌이 변하지 않을까?

어떤 일이라도 실제로 하고 보면 '재미있다' 고 느 낄 요소는 하나도 없다. 그러므로 더욱 '재미있다' 는 생각의 암시가 필요한 것이다.

예를 들면 택시 기사들은 때때로 자기 자신의 수명 을 줄이고 있는 것이 아닌가 하는 생각이 들 때도 있 다. 행선지를 말해도 대답도 하지 않고 그냥 침묵한 채로 운전을 하는 불친절함이 얼굴에 나타나는 운전 기사들이 얼마나 많은가?

하지만 또 다른 택시기사들은 손님이 올라타기가 무섭게 먼저 '안녕하세요' 하고 인사를 한다. '아무 개입니다, 잘 부탁합니다' 라고 자신의 이름을 밝히기 도 한다. 회사의 영업방침이라 어쩔 수 없어서 하는 것이라고 말해도 할 수 없지만, 승객은 운전기사의

### 알아두면 유익한 건강지혜

쉴 틈이 없으면 정서 불안과 스트레스를 불러오므 로 시간적, 정신적으로 여유를 갖는 데 주력하자. 계속되면 건강에 치명적일 수 있다. 취미 생활이 나 스트레스 해소법을 만들고 자신을 위한 시간을 찾도록 하자.

표정에서 상쾌한 인상을 받게 된다. 아마 기분이 좋은 승객은 돈을 더 얹어서 줄지도 모른다.

또 어떤 차는 노래를 할 수 있는 노래방 장치가 부착된 것도 있다. 그런 차를 타면 당황할 때가 있다. 택시 운전기사들의 이야기에 따르면 차안에 자신의 그림을 장식하고 있는 운전기사, 혹은 커피, 찬 물수건 등을 서비스하는 운전기사도 있으며, 더욱이 고급차를 영업용으로 쓰고 있는 운전기사도 있다고 한다. 밖에서 겉모양만 보면 '재미없어 보인다' 는 인상을 주는 택시기사의 세계 역시 그와 같은 '재미있는' 일들이 많다.

자신이 속해 있는 사무실 주위를 둘러보면 이런 종류의 '재미있는' 자기암시법을 실행하고 있는 사람도 많을 것이다.

'재미있게 생활하는 사람이 장수한다' 는 말이 있는 것과 같이 그것은 대단히 바람직한 자기암시법이라고 할 수 있지만 또 다른 유형도 있다.

**방법** 14
사춘기 때부터 있었던 열등감을 극복하여 마음의

밸런스를 유지한 사람이 있다. 이렇게 말하면 좀 안 됐지만 중학교 시절에는 키가 작고 얼굴은 못생겼으며 더구나 공부도 잘하지 못했다.

정말 무엇 하나 바라볼 만한 것이 없는 소년이었다. 그 즈음 자기 자신을 인정하고 있을 때를 어느 잡지와의 인터뷰에서 다음과 같은 에피소드로 피력하고 있다.

"중학교 3학년 때였던가…… 옆자리에 앉은 여학생에게 종종 '지우개를 빌려 달라'고 했던 적이 있었어요. 여학생은 차마 싫다고는 할 수 없었는지 '여기' 하면서 빌려 주었어요. 그래서 '고마워' 하고 인사를 하려고 했는데 '인사는 필요 없어' 하는 것이 아니겠습니까. '더러워졌으니 이제 다시 쓰지 않겠다'는 것이었지요. 대단했지요. '내가 옆에 오면 여드름이 옮을지도 모르니까 가까이 오지 마라'고 하기도 했어요. 하여튼 늘 그랬어요. 그러면 많은 상처를 받게 되

**알아두면 유익한 건강지혜**

어머니가 된 순간 자신의 건강에는 소홀하기 쉽다. 남편, 자식, 가족의 건강에는 민감하면서 본인의 몸에 이상이 온 것에는 둔하거나 쉽게 지나쳐 버리는 경우가 많다.

지요. 그렇지만 멋쩍게 웃어 넘겨 버리곤 했어요."

그랬던 그가 고등학교를 졸업한 후에 성대묘사를 배우며, 그룹의 일원으로 업소를 돌다가 나중에 사회자가 되었다.

그러던 그는 더 큰 유흥업소에서 사회를 보기도 했는데, 일이 없을 때에는 항상 중학교 때에 느꼈던 것과 같은 콤플렉스를 느꼈다. 실제로 그때의 콤플렉스가 항상 그를 따라다녔던 것이다.

예를 들어 때때로 춤을 추러 클럽에 갈 때가 많았는데 가기 전에는, '오늘은 좋은 여자를 만나면 사귀어 보자는 말을 해야겠다'고 생각하며 뜨겁게 타오르는 가슴을 억누른다. 그러나 실제로는 여자 앞에 나가면 콤플렉스를 이기지 못해 작은 목소리로, '춤추지 않겠습니까?' 하고 가까이 다가가면, 여자들은 기분 나빠하거나 좋아하지 않았다.

동료들과 바다에 갔을 때에도 그랬다. 연인끼리 다정하게 오일을 발라 주는 모습을 보고는, '나도 저렇게 하고 싶다'는 생각을 하면서 스트레스를 체내에 자꾸 쌓아두게 되었다.

일을 할 수가 있다거나 혹은 돈을 벌어들이는 일은

누구에게도 지지 않는다는 등, 뭔가 하나라도 타인에게 자랑할 것이 있으면 정신적 평온은 유지할 수 있으나 일이 안 되고, 돈도 없어지며, 여성들도 상대를 해주지 않는다는 생각이 그를 점점 내향적으로 만들었다. 그리고 스트레스만 쌓이게 되고 매일을 고민하며 지내게 되었다. 거기서 그는 마음을 고쳐먹었다고 한다.

'아무리 고민해도 모양새 좋은 잘 생긴 미남은 되지 않는다. 아무리 오랫동안 고민하고, 곰곰이 생각해 봐도 마찬가지이다.'

그렇게 자기 쪽에서 '나는 키가 작고 어떻게 손을 쓸 수도 없는 놈이다. 발에서도 냄새가 나고, 입고 있는 옷도 단정치 못하다. 어쩔 수가 없구나.' 라고 자신에게 타이르며 암시를 걸어보니 마음 속에서부터 안개가 걷히고 평안해졌다는 것이다.

그런 후 '나는 얼굴이 이상하다, 못났다' 며 여자를

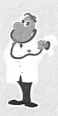

**알아두면 유익한 건강지혜**

꼭 밥이 아니어도 좋으니 되도록 아침을 먹자. 그렇지 않으면 다음 끼니를 너무 많이 먹게 되거나 공복이 길어져 오히려 살이 찌는 경우가 생긴다.

붙잡고 말하기 시작했다. 이렇게 갑자기 태도를 바꾸는 방법, 자기가 자신의 결점을 드러내기 때문에 처음에는 누구라도 부끄러운 일이다. 그렇지만 다시 한 번 말을 해버리면 편해지고 밝아지는 것을 자신도 알게 된다고 한다. 그리고 그런 말을 들은 여자로부터 '그렇게 심한 편은 아니에요.' 라는 위로의 말도 듣게 되었다는 것이다.

지금 자기의 주위를 둘러보면 이 사람처럼 '갑자기 태도를 바꾸는 자기암시법' 을 실행하고 있는 사람이 한 사람 아니면 두 사람 정도는 반드시 있을 것이다. 그리고 그들의 표정을 떠올려보면 의외로 상쾌하고 밝은 모습을 하고 있다는 것을 알게 될 것이다.

예를 들면 젊어서 대머리로 고민하며 몇 개 남은 머리카락을 이리저리 만져서 감추려는 것보다, 차라리 과감하게 싹뚝 잘라 대머리라는 것을 떳떳하게 알리는 편이 몇 배나 기분이 상쾌해지고 주위에도 좋은 인상을 주는 것과 같다.

**방법 15**
또 어떤 탤런트는 '나는 틀림없이 큰 인기를 얻을

것이다. 나는 큰 인물이니까 너희들은 나를 정말 잘 대하지 않을 수 없을 것'이라는 암시를 주면서 생활 했다고 한다.

예를 들어 그가 처음으로 텔레비전에 출연했을 때, 보통 신인이라면 상식적으로 '잘 부탁합니다'라며 고개 숙여 조아려야 했지만, 그는 일체 그와 같은 말은 입에 담지도 않았을 뿐더러, '나는 채플린이다, 나는 천재다'라고 마음 속으로 속삭이며 가슴을 폈다고 한다.

이런 자기암시는 무대 위의 연극에서도 나타났다. 예를 들면 타잔의 흉내를 낼 때에는 무대에 매달려 옷을 찢어버리기도 했다. 그 때 관객들이 모두 놀라 자리에서 일어나곤 했는데, 결과적으로는 큰 성과였다.

그러나 연출자 편에서는 새파란 신인 주제에 뭐 하는 짓이냐며 두 번 다시 나오지 말라고 했다. 이 모습을 목격한 인기가 별로 없는 연예인들은 연출자들이

**알아두면 유익한 건강지혜**

무좀은 곰팡이의 성장을 억제시키는 약제(항진균제)를 사용하면 비교적 쉽게 치료된다. 그러나 증상이 없어진 후에도 보름정도 약을 계속 발라야 잠복해 있는 무좀균을 모두 없앨 수 있다.

나 제작자들에게 '그는 무슨 짓을 할 지 모르는 사람이며, 정말로 어떻게 처리할 수 없는 사람' 이라며 과장해서 떠벌렸다고 한다.

그런데 그와 같은 고자질이 역이용되는 것이 바로 연예계의 불가사의이다.

'그래? 정말이야? 그가 말하고자 하는 것은 아마 이런 것은 아니었나?' 하는 의문을 연출자나 제작자들에게 던져주었고, 그의 존재를 더 인상 깊게 하는 일이 되어 버렸다고 한다.


**방법** 16

연예계에서의 자기암시는 효과를 더하는 좋은 예라고 할 수 있다.

또 다른 연예인의 경우는 좀 색다르다거나 특별하다는 말들로 표현되지만, 정신의학적으로 보았을 때는 대단히 건강한 사고방식을 가진 탤런트이다.

어떤 잡지의 인터뷰 기사에서 그의 말을 인용해 보자.

"즐겁게 살아가려면 슬픈 부분은 나머지 인생에서 빼 버려야 합니다. 이유는 내 계산대로 가기 때문입니다. 그렇게 하면 아무리 오래 장수할 수 있다고 해도 슬픈 일이 많으면 일찍 죽게 됩니다. 반대로 시간 적으로는 짧아도 즐거운 일뿐일 때 죽는다는 것은 오히려 장수하는 것이죠."

그의 말은 즉, 인생을 재는 자를 '즐거움'에다 놓고 있는 것이다. 현재 즐거운 것이 제일이므로 담배도 피우며 술도 마셔도 된다. 차도 쏜살같이 몰고 다닌다. 40세에 죽어도 '당연한 일'로 죽을 수 있다는 것이 그의 주관이다.

"여러분! 사람들 위에 군림하려고 하지요. 또한 보다 더 좋은 생활을 목표로 하고 있지요. 다른 곳에 좋은 일이 있는 것은 아닌가하고 괴로워하지요. 그와 같은 일은 생각지 말고, 한 가지 일에 착수하고 거기서 재미있어 하면 좋은 것입니다.

형편대로 즐기는 것이 가장 좋은 것입니다. 내가 연예인이 되어서가 아니라 예를 들어 소방관이 된다

**알아두면 유익한 건강지혜**

청어나 바나나는 고혈압 치료제의 약효를 떨어뜨린다. 청어나 바나나, 맥주, 와인, 효모제품 등과 같이 티라닌 성분이 들어 있는 음식물은 고혈압 치료제인 파르길린(유코닐)의 작용을 억제하기 때문에 삼가는 게 좋다.

고 해도 아마 이렇게 웃고 있을 거라고 생각합니다.”

확실히 그는 소방관이 된다고 해도 나름대로 재미 있게 살 것이라는 것을 상상하기란 그리 어렵지 않 다. 그 중에서도 인기를 많이 차지하고 있는 인물이 되어 있을 것이다. 그가 이와 같은 사고방식을 가지 고 있다고 해서 ‘상승지향성이 없다’는 등으로 섣불 리 판단해 버리는 것은 잘못된 것이다.

그가 말하는 중점적인 주제는 ‘즐겁지 않으면 싫 다는 것이다. 이 일보다 다른 일이 더 좋은 것은 아닌 가 하는 것은 교만이다. 산다는 것은 돈만 버는 것이 아니다. 역시 기본적으로 마음을 편안하게 지내야 하 는 것’이다.

마음이 편안하게 산다는 것은 어떤 것일까? 그 나 름대로 살아온 수년간을 통해 찾아낸 결론일 것이다.

‘즐긴다’고 하는 것이 그가 살아가는 데 있어서의 주된 정신이지만 그것과 같은 선에 있는 것이 바로 그의 유머 정신이다.

국제 치료학회 이사장은 ‘유머야말로 젊음을 오래 유지하기 위한 가장 좋은 약’이라고 말하고 있다. 또 처칠은 그의 동료를 런던에서 만날 기회가 있었는데,

젊음의 비결을 물었더니 그는 즉석에서 '유머와 위스키'라고 대답했다고 한다.

한 가지를 더 소개한다면 어떤 이가 건강법의 연구로 80~90세의 고령자 약 200명을 인터뷰했는데, 조사결과를 분석하니 모두가 대단한 유머의 소유자였으며 인터뷰 중에도 웃음이 넘쳐 있었다고 한다.

'우리 민족은 유머가 부족하다'는 것도 오해이지만, 그런 선입관을 갖고 있다는 것 자체도 우스꽝스러운 일이다. 자신의 주위를 그렇지 않다는 마음을 가지고 바라본다면 유머란 얼마든지 찾아볼 수 있으며, 마음가짐과 어느 정도의 훈련에 의해 누구든지 가질 수 있는 것이다.

유머가 풍부한 생활은 마음의 긴장을 풀어 주기도 한다.

### 알아두면 유익한 건강지혜

목감기약에는 독시사이클린이라는 성분이 들어 있기 때문에 우유와 같이 먹으면 흡수가 되지 않는다. 따라서 목감기약을 복용할 때는 반드시 물을 마시고, 될 수 있으면 물을 많이 마시는 것이 회복에 좋다.

## 뇌세포가 즐거워하는 스트레스 역이용법
– 두뇌활성법의 효과

"외국어를 배움으로써 뇌세포가
젊어지기를 바라고 있다."
"스트레스 해소법으로 돈키호테를 읽는다.
완전히 익힌 활자에서 감성을 키운다."

최근 '30~40대 학습'이 붐이 되고 있다. 30~40
대가 되면 생활에도 다소 여유가 생기고 아직도 새로
운 것에 도전할 수 있다는 용기를 가질 수가 있다. 하
나의 시대적인 흐름이지만 의사의 입장에서 보아도
이것은 대단히 환영해야 할 일이다.

'30~40대 학습' 중에서도 특히 눈에 띠는 것은
어학공부이다. 교양, 문화원, 회화학원, 혹은 개인교
습을 받음으로써 다른 나라의 말을 익히려는 것인데,
어학과 독서는 30~40대가 뇌세포의 젊음을 유지하
는 수단으로 가장 적합한 것이다.

더구나 새로운 언어에 도전하려면 미개발된 세포
까지 개발되기 때문에 일석이조이다. 50대가 되어도

새로운 시대의 흐름과 정면으로 부딪칠 수 있는 용기
가 생긴다.

**방법 1**

어떤 회사의 사장은 중학생 때부터 야구나 영화의
정보를 얻기 위해 해외잡지를 보고 있는데, 50대인
지금도 미국의 베스트 셀러를 원어로 읽고 있다.

"미국으로 출장을 가면 한 권씩 사 봅니다. 비행기
안에서 읽기도 하고 나머지는 보통 승용차 안이나 밤
에 읽곤 하지요. 책 한 권을 읽는데 일주일 정도 소요
됩니다. 사들이는 속도가 읽어 내리는 속도를 도저히
따라갈 수 없는 상태입니다."
라고 그는 말한다.

**알아두면 유익한 건강지혜**

천식을 치료하기 위해 약을 복용할 때는 숯불구이
를 먹지 않는 게 좋다. 천식 치료에 사용하는 테오
필린은 숯불에 구운 고기와 먹으면 대사가 빨라져
서 약효가 없어지기 때문이다. 또한 콩이나 쇠고
기 등 고단백 음식도 테오필린의 약효를 떨어뜨리
기 때문에 가능하면 함께 먹지 않는 게 좋다.

학습이란 나이가 얼마가 되어도 가능하다는 것이다.

어떤 교양문화센터의 경우를 예로 들어본다면 그곳에는 많은 과목이 준비되어 있다. 그런 곳에서 자신의 '양가성' 등을 고려하여 선택해 보는 것도 좋을 것이다. 외국어에 도전함에 있어 뇌세포가 젊어지기를 도모하고 있는 사람은 다른 곳에서도 많이 보이고 있다.

한 회사의 회장은 해외 패션 발표회에 참석하는 등 혈기왕성하게 지내고 있으며, 60세가 넘어서 러시아어에 흥미를 느끼고 2년간 러시아어를 배웠다. 지금은 톨스토이나 도스토예프스키 등을 원문으로 정독하며 뇌세포를 연마하고 있는 중이라고 한다.

또 한 의사도 어학건강법의 멋진 실천자이다. 그 의사는 56세 때에 영어, 독어를 비롯하여 그리스어, 라틴어, 불어, 이태리어까지 배웠고, 최근에는 러시아어에 몰두하고 있다고 한다. 더구나 러시아어의 선생에게는 매월 테스트를 받고 점수를 통보 받으며 중·고교생들과 같은 젊음의 나날을 보내고 있다는 것이다.

외국어에 도전한다고 하면 곧 어학원이나 개인적으로 지도를 받는 것을 연상하기 쉬우나, 교육방송을 이용하기만 해도 충분히 목적을 달성할 수 있다. 의사의 입장에서 말한다면 어차피 외국어에 도전한다면 영어, 불어보다는 지금껏 거의 손이 가지 않았던 언어에 도전해 보는 것도 좋은 일이다.

외국어의 습득은 단어 하나하나를 암기해야 하며, 단어가 가지고 있는 의미를 암기하는 것이 필요하고, 그것 때문에 방대한 기억력을 요구하게 된다. 더욱이 고도의 이해력과 분석력, 창조력이 요구된다. 그 결과 뇌세포의 노화가 방지된다고 말할 수 있는 것이다.

그 이상의 효과를 높이기 위해서라도 미지의 외국어에 도전하는 것이 좋지 않을까 한다.

### 방법 2

풍차를 용이라고 생각하며 당나귀를 타고 창을 한

**알아두면 유익한 건강지혜**

갑상선 기능이 좋지 않아 치료제를 먹을 때는 양배추를 먹지 않는 것이 좋다. 갑상선 기능 저하증 치료제 성분 중에는 요오드가 있는데 양배추와 함께 먹으면 요오드가 몸 안에 잘 흡수되지 않기 때문이다.

손에 든 채 싸움에 도전한다는 내용이 세르반테스가 지은 '돈키호테'이다. '돈키호테'는 어릴 때 이미 한 번 정도는 보았음직한 이야기책이라고 생각되나, 어른이 된 지금도 자기만의 교과서로 삼고 있다는 사람이 있다.

그는 무언가를 시도할 때에는 책장 구석에서 너덜너덜하게 헤어진 세르반테스의 돈키호테를 꺼내 눈에 익은 활자를 훑어본다고 한다.

돈키호테가 왜 매력적인가 하는 질문에 그는, '돈키호테는 모두에게 바보 취급을 당하면서도 풍차를 용으로 생각하고, 혼자서 싸우기 위해 도전을 계속한다. 바로 이 자세에서 깨닫는다'는 것이다.

A라는 물체가 있는데 보는 각도나 사람에 따라서 이것이 B나 C로 보이기도 한다. 그리고 '자기는 절대로 A로는 볼 수 없다'는 주장을 편다. 이러한 감성의 자유로움이 그에게는 프리째즈 연주와 연결된다고 한다. 프리째즈 연주자는 다른 사람이 뭐라고 하든 오직 자기 연주, 즉 자기가 즐기는 연주를 함으로써 그 존재가치가 있는 셈인데, 그것 역시 사람들이 보기에 따라서는 현대판 돈키호테라고 할 수 있다.

그러나 보통사람으로는 생각할 수 없는 데까지 착안하는 것이나, 그것으로 인해 스트레스를 해소하고 있는 점에서는 실로 그의 예술가다운 면에 감동을 하게 된다.

요즘의 젊은이들은 책을 잘 읽지 않는다고 한다. 어떤 대학에서 학생들이 집계한 많이 읽는 책에 만화책이 1위를 차지 했다고 한다. 이것도 바로 돈키호테와 같은 경향을 뒷받침하는 것이라고 생각된다.

인간의 뇌세포는 약 130억개 전후라고 하지만, 성인이 된 후에는 매일 20~30만, 적은 사람은 2~3만의 세포가 죽어가고 있다고 한다.

뇌세포는 재생되지 않는데, 3만 개가 죽거나 30만 개가 죽는다고 한다면, 그것은 그 사람의 노후의 뇌 활성력에 큰 영향을 주게 된다. 뇌세포의 소멸을 방어하는 것이 바로 독서이다.

공히 심신이 건강한 여생을 보내기 위해서 독서란 강력한 무기임에도 불구하고 독서를 떠나 생활을 한다는 것은 대단히 애석하고 안타까운 일이다.

뇌세포를 활성화하기 위해서는 책을 읽어야 한다. 만일 도저히 읽히지 않는다면, 먼저 예를 든 어떤 사람과 같이 자신이 어릴 때 보았던 동화책 속에라도 들어가는 것이 좋다. 유아체험이란 누구나 아름답고 감미로운 추억으로 남아 있다. 그리고 맑고 깨끗한 세계일 것이다.

한 권의 동화라는 도구로 말미암아 지난날의 세계로 새삼 들어간다는 것은 분명히 멋진 일이다. '동화는 아이들의 것' 이라고 하는 기존의 개념을 떨쳐 버리기만 한다면, 주위에도 마음의 강화제는 무수히 존재한다.

그런 의미에서 만일 자신에게 아이가 있어, 그 아이가 열중하고 있는 책이 있다면 결코 버리지 말고 소중하게 보관해 두는 것도 부모로서의 역할이라고 생각된다. '동화는 졸업' 이라고 생각하는 구식 뇌세포야말로 버려야 할 것이다.

동기가 되는 동화나 소년소녀문학을 여러 편 열거해 보면, '돈키호테', '삼총사', '피터팬', '걸리버 여행기', '소공녀', '어린왕자', '톰 소여의 모험', '빨강머리 앤', '장화신은 고양이', '홍당무', '헨델과 그레텔', '이상한 나라의 엘리스', '허클베리핀의 모험' 등 무수히 많다.

**방법 3**

"해외에 가면 토, 일요일에는 음악을 듣거나 책을 가지고 바닷가에 나가곤 했습니다. 저는 바닷가에서 자랐기 때문에 바다와 태양과 모래만 있으면 이틀 정도는 아무것도 하지 않아도 행복했으니까요."

그러나 그는 2년 동안 여행을 떠나지 못해 생활의 흐름이 완전히 흐트러져 버렸다고 한다. 저녁에 술을 마시고 집에 들어가면 아침까지 술기운이 남아 있으며, 지금까지 경험해 보지 못했던 꿈을 꾸게 된다고 한다. 즉, 피로가 축적되는 것을 느끼게 된다는 것이다. 이렇게 되면 '잠잘 수 있는 환경을 만들자' 는 문제를 의식하게 된다.

기분을 가라앉히기 위해서는 먼저 음악을 듣고 앨범이나 만화를 보고, 알코올을 즐기며 몸과 마음이 잠을 자기 위한 자세가 되면 방으로 들어간다. 이것이 잠들기 40분전의 행동이다. 이렇게 하여 스트레스를 제거한 후에 미세한 스트레스를 제거하는 작업을 시작하는 것이다.

"그 다음 불을 끄고 음악을 듣습니다. 제가 좋아하는 가수의 노래를 계속 듣기 때문에…… 그 후부터는 제법 숙면할 수 있게 되었습니다."
라고 그는 상기했다.

잠들기 위한 작은 도구로 좋아하는 가수의 음악을 듣는다는 것은 역시 젊은 감성을 가지고 있다는 생각이 든다.


**방법** 4

사장의 지위에 있으면 하루에 여러 가지의 일을 해야 하는 환경에 놓이게 되며, 일순간 머리의 채널을 바꿔야 할 필요성을 느끼게 된다.

사람과 이야기하고 있을 때에 다른 손님을 알리는 메모를 가지고 온다. 또 전화가 걸려오고…… 다른 분야의 여러 가지 사건들에 즉시 대응할 수 있는 것은 두뇌의 활성화뿐이다.

사장이라는 직책을 맡고 있는 사람에게는 이것이 필수사항이며, 일반인들도 몸뿐만 아니라 두뇌를 제대로 관리하여 건강하게 생활해야 함을 잊지 말아야 할 것이다.

내 몸
아프지 않는
기적의
건강법